ORIGINAL POINT PSYCHOLOGY | 沅心理

PBT一学就会

实操技能培训手册

[美] 斯蒂芬・霍夫曼（Stefan G. Hofmann）
[美] 史蒂文・海斯（Steven C. Hayes） ◎著
[奥] 戴维・洛尔沙伊德（David N. Lorscheid）

祝卓宏 王红旭◎译

LEARNING PROCESS-BASED THERAPY

A SKILLS TRAINING MANUAL FOR TARGETING THE CORE PROCESSES OF PSYCHOLOGICAL CHANGE IN CLINICAL PRACTICE

生活・讀書・新知 三联书店 生活書店 出版有限公司

北京市版权局著作权合同登记号 图字：01-2025-3254 号

图书在版编目（CIP）数据

PBT 一学就会：实操技能培训手册 /（美）斯蒂芬·霍夫曼，（美）史蒂文·海斯，（奥）戴维·洛尔沙伊德著；祝卓宏，王红旭译. -- 北京：生活书店出版有限公司，2025. 8. -- ISBN 978-7-80768-520-3

Ⅰ. R493

中国国家版本馆 CIP 数据核字第 2025WM8269 号

选题策划 颉腾文化
责任编辑 杨学会
特约编辑 貌晓星
装帧设计 王建敏
责任印制 孙 明
出版发行 生活書店出版有限公司
（北京市东城区美术馆东街22号）
邮 编 100010
经 销 新华书店
图 字 01-2025-3254
印 刷 文畅阁印刷有限公司
版 次 2025年8月北京第1版
2025年8月北京第1次印刷
开 本 648毫米×910毫米 1/16 印张14
字 数 215千字
定 价 89.00元
（印装查询：010－64004884；邮购查询：010－84010542）

致中国读者

To Chinese Readers

接纳承诺疗法在中国的发展

近年来，中国在接纳承诺疗法（Acceptance and Commitment Therapy，ACT）、第三代认知行为疗法（Cognitive and Behavioral Therapy，CBT）以及更强调情境性和过程导向的语境行为科学（Contextual Behavioral Science，CBS）等方面的显著发展引人注目。除了在心理治疗 / 咨询领域的发展之外，ACT 还广泛应用于护理、教育和体育等专业领域中。

这套丛书的翻译出版是标志 ACT 及相关方法在中国持续发展的重要里程碑。在中国，人们的兴趣似乎正从传统的治疗视角转向更广泛的基于过程的视角，这一视角挑战了传统的基于诊断、干预和旨在改变心理症状的经验主义模型，并开辟了通往人类福祉的康庄大道。

对 ACT 基于过程的方法的日益关注

接纳承诺疗法生长于行为心理学的沃土之上，现在已经成长为超越传统心理治疗领域的模型。ACT 的核心是心理灵活性模型，该模型几乎适用于所有人类行为功能领域。中国对 ACT 的日益接纳不仅表现在学术趋势上，也反映在人们已经广泛认识到依据已有的精神病学理论和诊断标准（包括基于综合征的诊断，如《精神障碍诊断与统计手册》中使用的诊断）的局限性上，还反映在人们日益重视内在过程，而非外在症状或患者主诉上。在中国的文化背景下，这种转变尤为重要，因为长期以来的中国传统哲学是强调和谐、平衡和理解语境的重要性。

ACT 与中国传统文化的共鸣

ACT 的哲学根源植根于实用主义和语境主义，与中国文化和传统哲学自然契合。ACT 所强调的根据个人价值生活、关注当下、接受生活的内在挑战等理念，与儒教、道教和佛教等的核心原则相符。此外，ACT 的灵活性也是使其能够融入中国人生活方方面面的可能原因，因为这种灵活性代表在某一领域取得的进展可能会很容易地转化为另一领域的进展，这将大大降低使用的难度。

更广泛的视野：超越传统心理治疗

作为在 40 多年前开启了 ACT 的创始人，我被邀请为本次翻译的九本书撰写推荐序。这套丛书反映了 ACT 及相关方法在养育、创伤、慢性疾病应对、亲密关系或社会组织等领域中的扩展应用。它们探讨了如何学习 ACT，并将其原则应用于理解特定个体的独特需求，或如何避免陷入无效的变革努力中。

ACT 在中国的未来

随着 ACT 在中国的持续发展，这种方法更加适应中国社会独特的需求和文化背景。在中国开展的随机对照实验的增多、国际语境行为科学协会中国分会等组织的出现，以及 ACT 在护理、教育和体育等多个领域中的应用，都预示着 ACT 在中国的光明未来。中国从业者和研究者在 ACT 框架内继续探索和创新的过程中，毫无疑问将为全球 ACT 社区贡献新的见解和方法。

结论

我怀着无比兴奋和期待之情向中国读者介绍这套丛书。每本书都代表在理解和应用 ACT 方面更进一步，为从业者和大众提供了宝贵的见解和实用工具。

随着中国继续接纳和适应 ACT，整个世界将密切关注并学习。ACT 与中国传统文化的融合，以及中国从业者和研究者的创新精神，必然会推进 CBS 并改善全球所有人的生活。我很荣幸能参与这一旅程，并期待看到 ACT 在中国及更广泛地区的持续演变。

史蒂文 · 海斯博士

内华达大学里诺分校心理学荣誉教授

中文版总序
General Preface to the Chinese Version

接纳痛苦，拥抱生活

自2019年年底以来，人类似乎在经历一场磨难，突如其来的新冠疫情席卷全球，带走了上千万条生命。疫情尚未结束，2022年2月24日，俄乌冲突却又开始，在这之后，中东的巴以、黎以战火再次燃起，不知何时能结束。由于三年疫情导致全球的精神问题爆发，世界卫生组织发布的《2022年全球精神卫生报告》显示，抑郁症和焦虑症的发病率增加了25%，全球精神疾病患者有近10亿人。世界卫生组织提倡“向所有人享有精神卫生服务转型”，但是，如果精神医学仍然沿用躯体医学的策略诊断、治疗精神障碍，就会与这一目标背道而驰。海斯教授曾经大声疾呼：“我们人类对于精神障碍的基本假设和诊治模型错了！”他提出新的心理健康模型“心理灵活性模型”，并且认为只有这一模型才能引导人类走出目前精神医学的发展困境——虽然精神药品越来越多，但精神疾病患者也越来越多。在这一模型指导下的临床治疗方法就是接纳承诺疗法（ACT），ACT不是为了消除症状和痛苦，而是全然接纳所有痛苦的经验，觉察内心的感受、想法、情绪，同时充分接触生活的自然环境、人际环境和社会环境，选择自己内心的价值方向，并为此采取有效的承诺行动，实现自己的价值。

我自2004年学习ACT、2005年加入国际语境行为科学协会（ACBS）以来，逐步把ACT运用在临床心理治疗实践中，取得了很好的效果。如此算来，ACT 进入中国已经整整 20 年了。2011 年，方双虎教授的译著首次将 ACT 系统地介绍给中国的心理治疗师与心理咨询师。随着国内学习 ACT 的心理治疗师、心理咨询师、精神科医师越来越多，他们对 ACT 专业图书的需求也就越来越高。

这套丛书包括 ACT 疗法创始人史蒂文·海斯教授的《亲社会团队：高效 ~ 公平 ~ 协作》《PBT 一学就会：实操技能培训手册》《ACT 一学就会：接纳承诺疗法入门指南》和《超越 DSM 的 PBT：基于过程的心理诊断与治疗》，这些书体现了海斯教授关于亲社会、循程治疗、EEMM 模型和超越 DSM 的颠覆性思考；广受 ACT 咨询师欢迎的哈里斯博士最新出版的《ACT 问答：150 个卡点与突破》《T-F ACT：聚焦创伤的接纳承诺疗法指南》《ACT 实践困境的解决方案》，哈里斯博士针对临床实践中常见的技术难点、卡点及创伤案例，给出了系统的解决方案，为读者提供了可以模仿的示范；还有一本针对当下需要的养育子女宝典《快乐育儿：接纳承诺疗法早期养育攻略》和一本解决婚恋情感问题的《伴侣 ACT 疗法实践指南》，这些都是精心选择的 ACT 领域的优秀图书。

我相信，这套丛书的出版，必然会大力推动 ACT 在中国的应用，也会助推心理灵活性、循程治疗、亲社会团队等理念在中国的传播。在此，我感谢为翻译做出贡献的译者和编委会成员，也对颉腾文化表示衷心的感谢，感谢他们以一种前瞻性视野看待 ACT 的发展。与此同时，我也对海斯教授特别为这套丛书撰写“致中国读者”表示感谢，海斯教授对 ACT 在中国的未来发展充满期待。

衷心祝愿 ACT 能够与中国传统文化充分融合，在中国的社会文化语境中创新发展，一起 ACT，幸福中国人！

祝卓宏

中国科学院心理研究所教授

目录
Contents

第一章

重新思考临床科学与实践

***

比尔是一位 30 岁的男士，最近刚刚和女朋友分手。比尔时常感到沮丧，刚刚经历的分手增加了他思维反刍的频率，使他的情绪更加低落。他因此来寻求治疗。他的治疗师名叫萨拉，是一位很有共情能力的年轻女士。萨拉刚刚结束实习，学习了一种治疗抑郁症的、流行的认知行为疗法。

萨拉根据抑郁症的结构化治疗手册，熟练进行每次会谈。经过初步评估和心理教育后，她从认知、情绪和生理维度，介绍了心境的三要素模型。她通过监控表来记录比尔的行为、想法和感受，然后进一步聚焦在比尔的功能失调的想法和适应不良的行为上。正如治疗手册中描述的那样，萨拉将比尔的思维反刍倾向作为主要治疗目标。

经过 12 次会谈后，萨拉使用贝克抑郁量表（BDI）对比尔的抑郁进行了评估。该量表显示比尔的抑郁情绪程度出现了明显的减轻，两人对结果都相当满意。根据比尔的改善程度，我们甚至可以认为，比尔相当于临床试验中的"有效反应者"。在最后一次会谈中，萨拉决定停止治疗。她告知比尔可以结束治疗了，同时给出了一些指导，让比尔持续练习在治疗中学会的技巧，包括行为激活练习，以及针对思维反刍和其他认知错误的一些技巧。

比尔离开萨拉的办公室时，向萨拉表示了感谢。然而，在回家的路上，比尔开始感到不安。虽然他能够感受到自己的抑郁情绪程度有所减轻，但是他意识到在自己想要达到的情绪目标和生活总目标方面，并没有取得什么进步。他还是存在分手引起的孤独隔绝的感觉。最后比尔还是决定放弃治疗，因为他想到治疗不是万能的，而且觉得他可能就是这样的人，注定不能拥有确定的恋爱关系。不安的感觉一直萦绕在他心头，他不知道当下应该怎么办。

萨拉对这个个案感觉良好。她遵循了一套经过充分验证的抑郁症治疗方案，而且对自己的工作表现非常满意。根据传统的结果量表，这个个案显然是成功的，她在个案记录里也是这么写的。她的注意力很快转移到了其他个案身上，比尔则逐渐地从其记忆中淡去。

比尔在结束最后一次会谈离开之时的感受仍然是不安和脆弱的，这一点萨拉永远也不会发现。几个月后，比尔的孤独感成了他生活中的全部焦点，他又一次陷入抑郁的深渊，甚至出现了自杀的念头，这一点萨拉也永远不会知道。

可能是哪里出了问题？我们不能确定比尔的所有问题都能得到解决，但我们可以确定的是，其中有几个问题根本没有得到真正解决。萨拉并没有把比尔问题的某些方面列为治疗目标，如孤独感、人际关系，以及社会隔绝和郁郁寡欢的感觉。比尔经常思考上述问题，很想知道这些问题为什么会出现，又为什么一直存在。然而萨拉只是简略地涉及了这些问题，并没有深入剖析。她认为只要解决了比尔的思维反刍倾向、抑郁情绪和行为，这些问题会迎刃而解。在萨拉熟练掌握的结构化治疗手册中，人际关系问题并不是主要内容。她认为既然自己已经成功地用一套循证方法治愈了抑郁症，这就足够了。除非，以上的工作还不够。

综合征方案的博弈

比尔确实患上了所谓的“抑郁症”吗？如何定义抑郁症？这些问题听起来似乎容易回答，而事实并非如此。我们书写这些文字之时，新冠疫情正在全球蔓延，许多人因感染病毒而丧生。在感染的人中，有些症状很轻，有些无症状。在识别病毒感染者方面，测量体温是一种快速的方法，但是会漏掉很多人。更为准确的测试方法是寻找抗体，或者寻找病毒本身的 RNA① 片段。这些生物学标记的存在明确定义了这种疾病。

针对抑郁、焦虑、精神分裂症，或者其他任何心理障碍，目前还没有类

① 即核糖核酸，是存在于生物细胞以及部分病毒、类病毒中的遗传信息载体。

似的准确测试，一种都没有。目前也没有疫苗能够让人们对特定的精神疾病免疫。但是几十年来，精神病学一直坚持一种医学病理模型，假设心理障碍的症状是潜在疾病的表现。《精神障碍诊断与统计手册》（DSM）和《国际疾病分类》（ICD）就是实现这种医学病理模型的工具。早期版本的 DSM 和 ICD 基于精神分析理论，假设精神障碍是深层冲突的结果。现代版本的 DSM 和 ICD 指出，生物、心理和发育过程中的功能失调是主要原因。尤其是在过去的 40 年里，精神病学学术界一直希望能识别精神疾病的生物学标志，例如在基因或大脑回路中找到生物标志物。

这项探索一直没有取得成功，而且随着科学知识的增长，要达成这一期待已久的结果似乎变得更加遥遥无期。例如，对近 50 万人进行的完整基因组分析，未能支持任何经常研究的基因与常见精神疾病的相关性。看起来，遗传因素似乎可以相互作用，并与一个人的成长史和环境相互作用，以多种不同的方式产生心理痛苦。

探索虽然没有取得成功，但是该潜在疾病模型一直没有被放弃。可以说，最普遍的观点是，精神障碍是某些神经递质失衡引起的。因此，制药公司开发、测试和销售能够改变这种神经递质系统的药物，尤其是血清素（5–羟色胺）、多巴胺、GABA 和谷氨酸。研究人员在安慰剂随机对照试验中对这些药物进行了检验。一些研究报告称，这些药物对假定疾病的一些症状有些许影响（但许多其他研究没有发现有影响）。一些大胆创新的心理学研究人员开始将这些药物的疗效与心理干预进行比较。这些心理干预主要是 CBT，但也有一些其他形式的循证治疗。为了使心理治疗聚焦症状，并充分进行实验，还需要制订治疗方案。

研究结果震撼了整个心理学领域。这些结果经常在权威心理学期刊上发表，并常常引发大量争议。好消息是，这些实验结果反复证明，与最有效的物理药物相比，CBT 具有相同甚至更好的疗效。然而，坏消息是，CBT 开始逐渐失去其理论基础，成为一种以症状为中心、基于流程的干预手段，其关注的是各种障碍，而不是治疗来访者。如今，CBT 被认为是一种主流的、黄金标准的心理治疗方法，即使是最强调以生物学为导向的精神科医生也承认和认可 CBT。

这一成果的科研和社会成本高昂。尽管各种形式的循证治疗的临床试验和元分析有助于收集大量的知识，但是这些研究结果未能有效地解释个体在表现和治疗反应方面的重要差异，也未能促进对治疗改变机制的理解，尤其是当这些类型的差异被平均到群体中时。在使用中心结果测量（如临床总体印象量表），比较不同干预措施中参与者抑郁水平的随机临床试验中，参与者之间的反应差异仅仅被评估为外部因素和测量误差导致的。因此，研究中就会丢失那些关于个体改善或恶化的独特模式，以及这些模式与表现、背景和治疗之间关系的信息。在这项研究中，大部分内容是探讨治疗对某种诊断是否有效，而不是探讨对能够描述个体特征的过程、环境和症状是否有效。

与此同时，整整一代人在成长过程中都认为经历精神痛苦就意味着有特定的基于生物学的大脑功能障碍。这种观点可能带来商业利益，但是在科学上并不正确。在这种观点的影响下，无论研究数据如何，消费者对心理治疗都不感兴趣。从 1998 年到 2007 年，仅使用心理改变方法的人数下降了近 50%，使用心理疗法合并药物治疗的人数下降了约 30%。而仅使用药物治疗的人数激增。目前有近 2/3 的心理问题来访者仅接受药物干预。

“综合征方案”博弈的最终成功与否，取决于是否能够识别功能性疾病实体，或者至少看到由综合征方案提供的高度特异性治疗效果。如果两者都没有出现，走向循证治疗的成熟形式的科学道路，就变成了一种蛮力经验主义，主张几乎所有的东西都应该与各种综合征或亚综合征中的几乎所有因素进行比较。即使新的干预方法和综合征实体的数量可以神奇地保持在目前的数量上不会增长（实际上，这是不可能的），这种研究方法的数学算法也使这一目标几乎不可能实现。

综合征时代的方案在其科学和公共卫生战略中建立了一套连贯的关键假设。但现在，每个假设都被公开质疑，有些甚至被认为是错误的。与此同时，一个强大的替代战略议程正在逐渐兴起，呼应了早期行为研究的一些基于过程和个别性的假设，以及基于假设的治疗方法。

这一替代议程需要很长时间才能取得足够的关注，因为潜在疾病模型还造成了其他不良影响。一方面，在潜在疾病模型的影响下，治疗开发者常常对正常心理过程在行为结果中的作用视而不见。另一方面，来访者更为看重的是实际结果，而潜在疾病模型忽略了这一事实，反而优先考虑症状和体征列表。在潜在疾病模型的视角下，人类痛苦被简化为假设的大脑异常和生物功能障碍，个体及其文化和生物心理社会背景的重要性也被淡化了。DSM/ICD 的批评者认为，障碍是一种武断的标签，描述的是被认为异常的、典型的人类体验。一个例证就是，不同的国家对什么是正常的标准有不同的期望和看法。一个自称可以和鬼魂对话的人，在一种文化中可能被看作精神分裂症患者，而在另一种文化中则可能被视为圣人。

分类的最终目的是取得更好的治疗效果，但 DSM/ICD 方法无限期地搁置了诊断和评估效用，好像治疗效果是治疗过后才需要考虑的。DSM/ICD 缺乏治疗效用这一点，被视为一种既定现象，而不是一个预示着失败的、令人震惊的迹象。

为了回应所有这些批评，美国国家心理健康研究所（NIMH）建立了研究领域标准（RDoC）框架，旨在根据可观察行为和神经生物学测量的维度对精神障碍进行分类。RDoC 框架提出，潜在的心理生物学异常会导致在各种心理病理学中出现重叠的可观察模式。此外，RDoC 框架还使用了不同层级的分析（包括分子、脑回路、症状水平和行为）来定义被认为是精神障碍核心症状的构念。

尽管 RDoC 关注和研究的重点是潜在过程，但在实施过程中，它几乎完全专注于生物过程，并将精神疾病与大脑疾病等同起来。DSM/ICD 和 RDoC 都认为心理困扰是由潜在疾病引起的。不过，在 DSM/ICD 中，人们相信潜在构念是通过临床印象和症状报告来衡量的，而 RDoC 则认为潜在疾病可以通过生物和行为测试来衡量。然而，如果潜在疾病模型本身是错误的，RDoC 在过程方向上迈出的步子太小。我们需要面对潜在疾病模型本身缺乏证据的问题，从而使治疗师将注意力转移到变化过程上：导致个体发生改变的机制，与个体的情境相关的机制，能够提供增强的治疗效用和干预指导，以及简化人类复杂性的机制。

与此同时，在 RDoC 框架建立后，世界许多地方的治疗师、政府实体和公众仍然不相信循证心理护理的价值。治疗方案有时很难执行，而且由于缺乏已知的组成部分和改变的过程，所以很难适应个人及其复杂性。大多数接受心理社会治疗的来访者都没有得到循证护理。

临床医生和来访者对科学的期待是什么

几乎每个临床医生都遇到过像比尔这样的来访者。就像萨拉一样，我们也许都帮助来访者在生活中做出了一些改变，但几乎都只是触及了表面。比尔和萨拉可能都注意到并关注比尔“患有”的那种“抑郁”，但是并没有觉察到一个男人在经历分手时，发生的丰富而重要的细节，还有分手引发的深层的孤独感和不足感。

来访者不是诊断标签；他们是被痛苦折磨的人类，每个人都有自己的故事、成长史和目标。比尔并非“患有”抑郁症。他之所以感到抑郁（以及孤独和疏离），是因为个人独特的生物心理社会因素，包括他的个人成长史、过去的经历以及他应对逆境的不适应方式。

比尔有自己的人生故事，所以来寻求治疗。人类个体的生活是与语境相关的、纵向的，变更这些生活轨迹的变化过程也是如此。治疗师不需要将一套有关人类痛苦的伪生物医学类别或标签适用于个人。相反，他们需要连贯且广泛适用的变化过程模型，这些变化过程需要在心理、生物生理学和社会文化方面发生，以便为他们所服务的来访者带来预期的长期积极结果。因为变化过程在功能上是重要的途径，所以分类的第一步应该是关注治疗效用，而不是关注永远不会到来的理想步骤。毕竟，临床医生和来访者都期待通过干预科学，取得更好的治疗效果。

干预科学中使用的最流行的方法论和分析工具并不能完全胜任这项任务，即使它们转向了变化过程的方向也是如此。然而，当转换视角重新开始时，我们发现了可以界定人类困难的其他可用的方法论和分析工具，以及取得进展的新途径。

随着时间的推移，变化过程代表了临床病例的近端特征，可以准确地预测长期结果。变化过程的近端性质很重要。例如，我们知道，在早期心理治疗会谈中，当来访者谈论自己的想法和困难时，谈论方式的改变会影响治疗后期结果。因此这个方式的改变可以作为治疗取得真正进展的标志，治疗师可以在会谈中跟踪记录。与其他专业领域不同的是，临床医生并不是经验越丰富能力就越强，因为他们无法获得自己实践的即时反馈。然而，基于过程的关注，可能会为治疗师提供即时的、功能上有用的反馈，这种反馈是经验转化为专业技能所必需的。

我们将改变的治疗过程定义为基于理论的、动态的、渐进的、受语境约束且可修改的、多层级的改变或机制，这些改变或机制以可预测的、经验证确定的顺序发生，可用于产生期望的结果：

- **基于理论的**：因为我们将之与清晰的科学陈述联系在一起，这些科学陈述描述了导致可验证预测的事件和干预方法之间的关系。
- **动态的**：因为可能涉及反馈循环和非线性改变。
- **渐进的**：因为我们可能需要按照特定的顺序来安排它们，以达到治疗目标。
- **受语境约束且可修改的**：因为它们直接提出了实践者可以实施的实际改变或治疗核心程序。
- **多层级的**：因为一些过程取代了其他过程，或者嵌套在其他过程中。

最后，需要注意的是，文献中有时使用“治疗过程”一词来泛指来访者与治疗师之间的关系，这种关系包括所谓的共同因素，如治疗联盟和治疗关系中的其他因素。我们使用的“治疗过程”一词，也可以包括这个术语的更传统的用法，只要这些过程是基于明确定义且可测试的理论，并符合我们提出的经验标准。然而，它并不是这种传统用法的同义词。

在医学模式的当前范式中，循证治疗师要么需要将实践局限于特定的综合征，要么需要在针对各种综合征的各种方案中获得专业知识。这是站不住脚的、不切实际的、不合理的，而且是建立在无效的假设之上的。心理学领域一直在努力就许多此类问题达成广泛的解决方案，而综合征方案的方法未能解决这些问题。我们的观点是干预科学需要接受并建立在与循证程序相关的循证变化过程之上的，是时候向前发展了。

基于过程的优势

每种治疗方法都有自己的评估方法、术语和技术，可以根据需要针对不同的来访者进行定制。基于过程的愿景是建立一套连贯的变化过程，可以用个性化定制的方式应用于广泛的问题领域，治疗师不需要经过繁重艰巨的培训，使用变化过程就可以使治疗核心程序满足来访者的需求。这种方法不需要对“流派”“治疗取向”或流程做出先验承诺，而是需要解决一些合理的哲学差异，同时需要变化过程的模型来简化和整理现有的证据。但是，普遍的治疗流派、不同的取向和“品牌”干预措施都让位于来访者的个人需求。

以过程为导向的系统,有助于减少关于分析层级(例如,问题在于大脑；不,问题在于治疗关系）或心理发展偏好维度（例如，是认知问题；不，是行为问题）的毫无结果的争论。人们常常为这类问题争论不休，甚至没有考虑特定来访者的特定需求。治疗师和研究人员会将他们的注意力转移到特定来访者最重要的生物心理社会过程，根据来访者的目标和当前情况，更自由地考虑跨传统和取向的过程和方法，来确定最能推动来访者实现这些目标的方法。

干预指导需要在科学上具有一致性，并且需要具备适合个人需求的治疗效用。综合征方案延缓了科学和临床进展，并使循证治疗的概念让许多人难以接受。我们对基于过程的方法的论点是，它将使循证治疗有可能跨越综合征方案的陷阱。通过针对个体来访者的需求，并保持对变化过程的关注，可以制订干预研究计划，将关注个体（个别性）以及与他人共享的部分（普遍性）的方法更完整地整合起来。

这不是数量问题，而是分析的层级问题。与动态网络分析相关的密集、频繁的评估（将在第二章中阐述）可以嵌入随机对照干预实验中。这使得在不违反逻辑和统计假设的情况下，能够形成一个在研究共性问题时对个体敏感的研究项目。这样做的目的是推导出一个理论指导的、可测试的治疗过程模型。针对这些过程所需的许多程序已经为人所知，只需要以适合来访者个人的方式组合在一起。

戈登·保罗（Gordon Paul）关于循证治疗的经典“临床问题”推动了行为治疗的早期发展。这种循证治疗的愿景改变了戈登·保罗的这些临床问题。

基于过程的现代方法会询问："针对这种情况，有特定目标的来访者，应该采取哪些核心的生物心理社会过程，以及来访者如何能最高效地发生改变？"而不是询问："在什么情况下，由谁使用什么治疗方法，对有这个特定问题的来访者是最有效的，以及是如何发生的？"

潜在问题的这种改变，将注意力从确定针对问题类型的有效治疗方案，转移到配置基于治疗变化过程系统的有效治疗要素。例如，如果来访者在一段人际关系破裂后，形成了僵化和情绪回避模式，那么重点就转移到寻找改善情绪、减少孤独感、促进更有意义和更亲密关系的最佳方法，而不是寻找抑郁症的最佳治疗方法。这一简单的改变可能会给比尔带来更广泛的治疗体验，并为萨拉提供更丰富的循证工具，以解决比尔的问题。

在追求基于过程的愿景中，我们将循证治疗称为基于过程的治疗，简称PBT。PBT 不是一种新的治疗方法，而是一种循证治疗的新模式。PBT 的目标是了解和定位特定个体的变化过程，并抛弃基于群体的共性分析。这些共性分析往往会忽略对有效治疗至关重要的个体过程。PBT 强调功能而非内容的重要性，其基础是确定和测试关键的变化过程，这些过程互为基础，以便在特定的时间点和特定的环境中更好地为个体提供治疗。因此，治疗是针对当前的具体问题量身定制的，同时认识到有效的治疗不必局限于任何一种特定的治疗方向（如行为或心理动力学）或治疗策略，而是追求能够解决个人问题和增进福祉的特定的、可测量的变化过程。

创建新框架

半个世纪以来，心理学领域一直在不断尝试用生物医学方法，致力于潜在疾病模型研究。这种方法一直没有取得成功。我们相信，这样的尝试应该适可而止了。正在遭受痛苦的来访者不能被简单地归结为基因系统、大脑紊乱或神经递质失衡。几十年来，循证治疗的发展一直基于对旨在影响精神病综合征的方案进行的实验测试。随着这一范式的削弱，一种基于过程的治疗方法正在取而代之，其重点是如何在特定情况下针对具有特定目标的特定来访者，以最佳方式定位和改变核心的生物心理社会过程。这是一个比循证治疗中通常讨论的问题更为个体化的问题。在这本书中，我们将在基于过程的时代，概述评估和分析的方法，这些方法可以整合个体数据，形成共性概括。

质疑科学假设具有破坏性。在一个确定的研究领域，先验分析假设提供了一个支持性框架，说明询问什么问题，使用什么方法，哪些数据被认为是相关的。专业人士通常将问题、方法和分析单元简单地视为良好的科学所需的工具，而不是对假设的反思，因此当激变时期到来，假设被指出并受到批判性审查时，他们可能会迷失方向。

转换到 PBT 框架，需要将在临床心理学领域的问题从“什么治疗有效”重新定义为“治疗是如何起作用的”。PBT 的目的是，根据个体的具体目标和干预阶段，尽可能了解个体的哪些核心生物心理过程是工作的目标，以及如何使用功能分析、复杂网络方法做到这一点，并识别循证治疗产生的核心变化过程。PBT 方法以来访者的关注点为中心，识别和解决核心变更过程。

干预包括使用可验证的假设，巩固来访者的个人优势，并根据他们的目标定位问题领域。综合征分类将个体视为同质群体，其基本原理是这些个体具有相同的潜在疾病（尽管几十年的研究已经表明，即使是有类似问题的个体也往往经历不同的生活挑战和轨迹）。为了取得成功，综合征方案已经获得了数十亿美元的支持，花费了数十年的时间。然而，成功依然没有到来。现在，即使没有大型制药公司和主流融资机构的财政支持，也是时候改变了。

关注变化过程会引发基本的实践、方法和统计问题，一旦标准诊断方法被放弃，这些问题就会变得更加明显。DSM/ICD 诊断类别所期待的“同质人群”从未实现，但他们迟迟没有承认：没有同质性，从数学上讲就不可能将群体分析推广到个体身上。为了进一步了解精神病理学和认知行为干预，临床和心理研究领域正准备应用针对个人的统计和治疗方法，尽管这些方法可能更具挑战性。基于过程的方法促使将重点放在个人及其背景和症状上。

针对变化过程的功能分析

PBT 关注功能上重要的变化过程，以确保治疗效用。因此，PBT 的目标（如考虑语境和特定行为的效用）与经典功能分析的目标类似。然而，PBT 考虑的过程范围更广，并且适合临床医生使用。如果将循证治疗的应用局限于特定的诊断，对号入座地治疗特定群体，或应用“品牌”干预方法，就会让治疗师束手束脚。尽管诊断中特定的循证治疗通常基于成熟、有效的方法，但想象一下，如果这些治疗是针对个人或其需求量身定制的，那么精确度会有多高？学习如何做到这一点正是本书的目的。

功能分析最初用于行为治疗，描述通过强化偶然性等原则控制行为的方法。功能分析可以被看作识别和修改与个人特定行为相关的、有意义的、有影响力的和可控的过程。根据变量之间的影响程度，这些相关性的强度可能会有所不同。

尽管许多研究人员已经注意到功能性工作的重要性，但除了传统的行为分析，功能分析还没有得到大量应用。而在传统的行为分析中，对直接偶然事件的关注仍然占主导地位。PBT 再次强调功能分析，不久前我们描述了如何将本书中介绍的模型与一种新的基于过程的功能分析（将在第三章中介绍）联系起来。反过来，这种功能分析将成为调整循证程序以适应相关循证过程的载体。

为了应用基于过程的功能分析，治疗程序和过程必须相互区分。治疗程序是治疗师用来实现来访者治疗目标的技术，而治疗过程是促成来访者实现治疗目标的生物心理社会改变的潜在序列。随着本书内容的展开，我们将详细讨论如何应用这一区别。

作为临床医生，除了加强对与来访者目标相关的生物生理学和社会文化领域的认识外，我们还监测来访者思想、情绪、注意力改变、自我意识、动机与行为的功能和情况。通过检查这些领域的变化过程以及与干预决策相关的数据，我们可以获得应用循证的功能分析框架的具体工具，以识别和定位能够帮助来访者实现其目标的变化过程。

治疗靶点的元模型

治疗师的治疗取向、先入为主的观念，甚至最喜欢的治疗策略都各不相同。因此，同一位来访者可能会遇到使用不同方法的治疗师。PBT 并不限制这些临床方法的变化。事实上，PBT 鼓励治疗师考虑在他们自己的治疗方法之外出现的循证过程，并使用那些对来访者最有效的过程。

因此，PBT 需要基于一种包容任何循证变化过程（不管具体的治疗取向）的干预观点。为此，需要一个全面的、内部一致的功能性的系统来整理 PBT 过程。进化论帮助我们理解生命科学中复杂系统的发展，这个元模型的理论基础就根植于进化论。我们的扩展进化元模型（Extended Evolutionany Meta-Model，EEMM，发音为“eem”，就像在“team”这个单词中的发音）为这一系统提供了一致性和通用语言。正如将要讨论的那样，EEMM 模型将与环境相适应的变异、选择和保留的进化论概念应用于与人类痛苦、问题和积极机能相关的关键生物心理社会维度和层面。这是 PBT 的精髓，也是本技能培训手册的应用目的。让我们开启旅程吧！

行动步骤 1.1 确定问题

每一章我们都会定期停下来，邀请你利用简短的“行动步骤”练习，应用我们介绍的内容。其中一些练习会邀请你把本书的一些观点应用于自己的生活，进行深入探索。这样做有两个原因。其一，你了解自己生活的诸多细节，可以将丰富的成长史带到这项任务中。其二，当尝试将这些观点应用于自身时，你可以更直观地感受到这些观点实际上是如何形成的。其中许多练习会提供反应示例。所以阅读本书时，请随身携带笔记本或数字设备，现在让我们开始行动吧。

首先，请在你的生活中选择一两个问题领域（即如果你要寻求心理帮助可能会选择的领域）。这些领域中问题存在的时间可长可短，唯一的要求是问题当下仍然存在。你的任务只是写一段描述每个问题领域的文字，就像你在初次咨询时，和治疗师可能做的那样。提供任何你认为有意义的细节。

建议你考虑一两个问题领域，因为从下一章开始，本书将回顾你选择的任何问题领域。你可能需要经过一番思考，才能将你的专注范围缩小到一个领域——这个领域要足够重要，而且能够达到这些行动步骤练习的目的。如果你现在知道某个特定的领域最适合，就选择这个领域吧。

接下来，请根据你从之前培训中了解的内容，尝试仅使用 DSM/ICD 诊断来给你写下的内容贴个标签。你可以随意写下“未另做详细说明”或适应障碍等。如果你觉得有必要，也可以使用多重诊断。

最后，写一小段文字，描述你在考虑 DSM/ICD 标签时的感受和想法。你想到了什么？当你通过 DSM/ICD 的视角看待问题时，你会如何反应？

下面是一个完成这项练习的例子。我们将在整个行动步骤示例中，以同一个人为原型。

示例

问题领域：当与他人尤其是与陌生人、我认为有魅力的人或权威人士交谈时，我会感到焦虑和不安。我注意到我的头脑不断重复某些想法，太在意他们对我的看法，担心他们可能不喜欢我。结果，我越来越退缩。我担心说些愚蠢的话，让自己难堪。我应对这些恐惧的方式要么是过度补偿，努力成为房间里最风趣幽默的人；要么是退缩，离开这个环境回家。从我记事起，这些恐惧就一直伴随着我。

DSM/ICD 诊断：社交焦虑障碍 / 社交恐惧症

我的感受和想法：DSM 标签似乎过于简单化，同时又有威胁性。我感觉自己错综复杂的处境被压缩成了一个小小的标签。感觉就像是在确认我这个人有问题，我的内在有什么地方出了故障，因此我是一个有缺陷的人，而且听起来需要用药物来解决我的问题。

第二章

网络方法

***

如果放弃试图让来访者符合 DSM/ICD 方式的模型的想法，我们就可以转向更有用、更先进的方法。这种新方法关注的是，从科学的角度怎样描述来访者在困境中的挣扎，以及需要做些什么来满足来访者的需求、达成来访者的目标。我们称之为基于过程的方法。在本章中，我们将会讨论基于过程的方法的第一个基本组成部分：网络模型。网络模型描述了来访者的当前情况、个人成长史以及其他选择进行工作的目标过程。网络模型将构成我们和来访者工作的基础。但是在讨论上述内容之前，首先我们来定义一下基本术语。

过程是什么

“过程”（process）一词来源于拉丁语词根，意思是“前进”，比如在游行或队列中前进。“过程”一词的现代定义，已经存在了 400 年的时间，意思是为了达到某种结果而进行的一系列行动。在 PBT 中，一个过程指的是已知会影响一个人福祉的一系列事件。这种影响可以是直接的影响（例如，定期锻炼直接影响你的健康），也可以是间接的影响（例如，一个经常锻炼的人会激励你加强锻炼，进而影响你的健康）。在任何特定时刻，每个人都同时经历许多过程，并与其他过程互动，影响着其他人的福祉。

并不是所有的过程都会产生积极的影响。事实上，许多过程对福祉有负面影响，比如回避焦虑或抑制创伤性记忆。更重要的是，同样的事件可能会引起一些人的适应不良的过程，同时会引起另一些人的适应良好的过程。例如，面对父母一方的早逝，无法面对哀伤的人可能会陷入社会退缩、痛苦和绝望的循环；而面对丧失可能会成长的人，就会和所爱的人产生联结，面对生活的压力也能够产生复原力。这取决于个人、个人所在的环境，以及发挥作用的具体过程。

事实上，每个人的内在都活跃着无穷无尽的生物心理社会过程，因此我们只需要关注那些和临床干预有关的过程。"变化过程"这一总称，既可以用于适应不良的过程，也可以用于适应良好的过程。从诊断、功能分析、干预的消极目标来看，适应不良的过程与治疗尤其相关。而适应良好的过程，提供了需要加强的积极目标。和治疗目标相关的变化过程，就是治疗过程。治疗过程的形式多种多样，但是所有最有用的治疗过程都显示出五种特性。提示一下，治疗过程是基于理论的、动态的、渐进的、受语境约束的，并且属于一个多层级系统。第一章中，我们简要定义了这五种特性，现在我们来进一步分析这些特性的含义。

基于理论的：治疗过程与一些明确表述相关，这些表述描述了导致可验证预测的事件之间的关系。例如，假设有一个特定的理论，强调可能会被羞辱的想法是如何在社会情境中导致强烈情绪产生的，从而让行使社会功能变得困难。有了这样的过程概念，如果一个回避社会的来访者说"我担心人们会嘲笑我"，你可能会精神一振，开始仔细寻找抑制社交行为的焦虑加重的迹象。过程不是单一的事件，而是在概念上可预测的一个事件（比如，想到人们会嘲笑我）和其他事件（感到焦虑，社会功能降低）之间的关系。

动态的：治疗过程包括反馈回路和非线性改变。例如，假设一个人认为自己毫无价值，并对此深信不疑。两方面加起来，就可能会让他放弃一些基本的卫生习惯，比如洗澡。其他人的社交反应（例如，皱起鼻子或嘲讽的评论），反过来又会促使他更加相信自己毫无价值的想法。因此，相信自己毫无价值，缺乏良好卫生习惯，以及来自他人的表示厌恶的社会表达，形成了一个自我强化的反馈循环，每个事件都在自我放大，事件之间又相互强化。

渐进的：治疗过程可能需要按特定的顺序安排，以达到治疗目标。如果我们希望治疗取得成功，还需要发现成瘾行为导致的价值观冲突，从而使来访者有足够的动机去做与之不同的事情。正确的过程顺序有助于达到治疗目标。

受语境约束且可修改的：治疗过程需要被语境约束并被语境修改，这样你就可以直接提出实际变化或治疗核心程序。例如，再多的治疗也无法消除来访者生活中曾经经历的性虐待事件。然而，性虐待的创伤史可能会影响来访者当下生活的许多方面，这些方面就是你可以进行干预的地方。例如我们可以干预一些条件，在这些条件下，来访者对他人缺乏信任，会过度考验亲密关系的伴侣，以求更有安全感。“性虐待的创伤史”本身不受语境约束，也不能被修改，但是这些创伤史造成的伤害，部分是在特定的情境下（例如，在亲密关系的语境下试图修改这种创伤史产生的感受）造成的，所以关键的治疗过程是可以被干预的。

多层级的：一个治疗过程可以取代其他过程，也可以嵌套在其他过程中。例如，注意力不集中可能会导致来访者因为羞耻感而突然哭泣……但这个过程可能嵌套在因为对伴侣的死亡深深自责，而陷入不健康的纠缠之中。通过关注与自责相关的哀伤过程，其他过程可能会被放弃，或者被放置到新的更为广阔的视角中。

以上是治疗过程的五种特性，想要了解来访者的情况，有必要记住这些特性。通过关注符合这五种特性的治疗变化过程，我们可以将来自许多不同理论背景的临床医生聚集在一起。在不同的临床心理学学派中，通常会有平行概念。尽管就总体模型达成一致通常很难，但针对变化过程建立共同利益则要容易得多。如果我们发现了显示出上述特性的过程，就可以将其视为 DSM/ICD 的替代方法的构建块。

在基于过程的治疗中，我们用变化过程来超越传统的 DSM/ICD 模型，并创建一种具有已知治疗效用的方法——因为其关注的是已知在导致长期积极或消极结果方面具有重要功能的过程。为了迈出这一步，我们需要确保用来描述和解释治疗过程的概念具有以下三个特点：

精度：治疗过程需要具有精度，这样才能清楚地知道一个特定的变化过程何时可以应用、何时不能。例如，和“回避强烈的感受”这样的概念相比，“回避”这个概念就不够精确。通过要求变化过程具有精确性，我们就把笼统的启发法和不严谨的隐喻排除在外了。

广度：一个治疗过程需要有一定的广度，以便适用于一系列现象。例如，关注“与亲密朋友的口头争吵”的过程，比“争吵、拒绝和退缩导致情感距离拉大”的过程范围要小。通过要求变化过程有一定的广度，我们排除了仅仅是特定心理事件的重述版本，鼓励广泛适用于来访者的心理社会世界的过程。无论是在科学理论上还是实践上，关注只适用于狭窄领域的过程是毫无用处的。

深度：临床心理学根植于广泛的科学知识中，这些知识来自神经科学、生理学、遗传学、社会学和许多其他学科。因此，治疗过程需要有深度，以便在不同层级的分析中，确保证据与公认的科学发现相一致。例如，如果一个情感过程的概念与情感神经生物学的数据相矛盾，那么就出现了严重的问题。如果在科学的结构中存在这样的矛盾，那么对变化过程的描述就不够充分。

在任何给定的时刻，在来访者内部都有大量不同的变化过程同时进行交互。这些过程与其感受、想法、行为、自我感，甚至是其生物、社会和文化经历有关。如果我们想公正地对待来访者，并以一种结构化、实用的方式描述其情境中的复杂性，我们就需要用一种可靠、简单的方法，整理来访者信息和特征，并汇入一个基于流程的解释中。我们相信，通过采取网络方法，我们可以迎接这一挑战。

网络思维

网络模型经常用于理解动态的和相互连接的系统。例如，气候科学家依靠网络模型来了解全球范围的温度和天气变化。股市专家运用网络模型来跟踪和预测个股的涨跌。我们也将运用网络模型来澄清来访者的成长史、当下情境以及治疗可能出现的反应。

网络是由连接在一起并相互影响的单个部分组成的。在 PBT 中，我们用方格和箭头创建网络模型，在两个方格之间通过箭头相互连接。方格代表了一个人生活中与功能相关的事件。方格之间的箭头表示这些事件之间的关系及其影响的方向。

简单关系

要了解网络模型工作的基本原理，如图 2–1 所示。

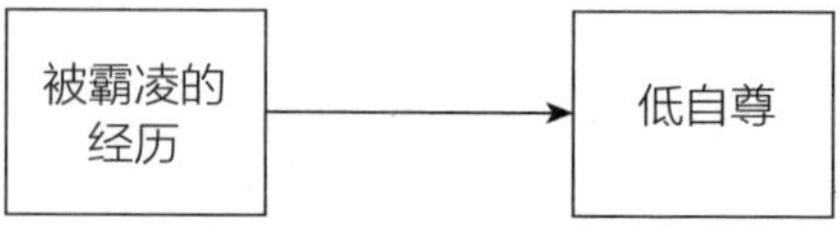

图 2–1　简单关系

如箭头所示，已经发生的事实（被霸凌的经历），强化了“低自尊”的事件。通过绘制代表不同事件的多个方格，并通过多个箭头将其相互连接，我们可以创建来访者情况的模型。

过程是继起事件，在上面的例子中，箭头显然代表了一个过程；被霸凌的经历导致了内化——低自尊。一般来说，被霸凌的经历会让我们相信自己不好。但是，如果低自尊接下来改变了处理其他事件的方式（比如，怎样看待他人的批评），那么低自尊本身也是一个过程。

网络模型不仅有助于记录来访者生活中的相关过程，它还可以帮助我们对个体过程如何相互作用和加强做出有意义的陈述。当我们绘制方格之间的不同关系时，我们就是在解释可能的过程关系。随着时间的推移，你会发现，来访者的网络从简单关系扩展到具有复杂关系的多个方格。

复杂关系

复杂的关系事件可以多种不同的方式相互连接。你已经看到了图 2–1 中的示例，其中一个事件影响第二个事件。这是最简单的关系。现在假设两个事件在一个反馈循环中相互影响和加强。例如，如果一个人害怕狗，那么他可能会不惜一切代价避开狗，但这种回避行为可能会维持和加强恐惧。第一个事件强化了第二个事件，第二个事件又反过来强化了第一个事件，如此循环往复。请查阅图 2–2，看看这种关系在网络方法中是什么样子的。

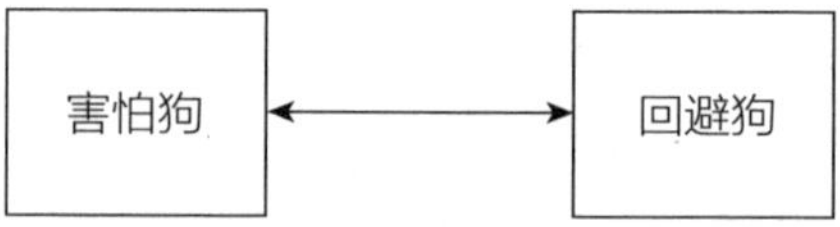

图 2–2　反馈循环

每当两个方格形成一个反馈循环，就形成了一个过程。无论这个过程是积极的还是消极的，都可以维持或增强自身。例如，如果一个人经历过惊恐发作，他可能会避免触发惊恐发作的情境，希望避免未来可能发生的惊恐发作。结果，他们变得更加警惕、谨慎，并对自己的焦虑感到不安，这样就增加了再次引发惊恐发作的概率，从而使他们更加退缩。虽然舒适区域越来越小，但他们惊恐发作的规模和频率在不断增加。在这种情况下，“惊恐发作”和“回避引发焦虑的情境”处于一个持续的反馈循环中，二者相互加强，互为基础。一旦他们进入反馈循环，就倾向于选择并保持自己的元素，对语境变得不那么敏感，对改变更抗拒。过程术语“经验性回避”描述的就是这样一个网络。

在大多数情况下，相互作用的不止两个事件。所以，我们在模型中再添加一个方格，为额外的事件腾出空间，观察其是如何影响网络的。请查阅图 2–3。

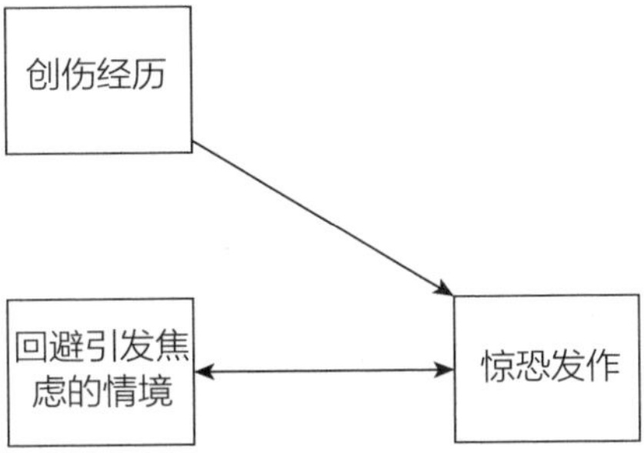

图 2–3　三方关系

在这种情况下，“惊恐发作”与“回避引发焦虑的情境”处在一个直接的反馈循环中。注意，“避免引发焦虑的情境”本身就是一个过程关系，我们可以绘制一系列更细化的，如“情境”“焦虑”和“回避”，但是一旦这样做，网络的可读性就迅速降低。所以完全可以把过程写在方格里。此外，模型中还加入了最初引发惊恐发作的“创伤经历”。

现在我们的模型中有三个相互关联的方格，但是还没有绘制完成。假设与“回避引发焦虑的情境”过程相比，“创伤经历”过程对“惊恐发作”过程的影响要大得多，我们可以通过相应地调整箭头的大小来描述关系的强度。

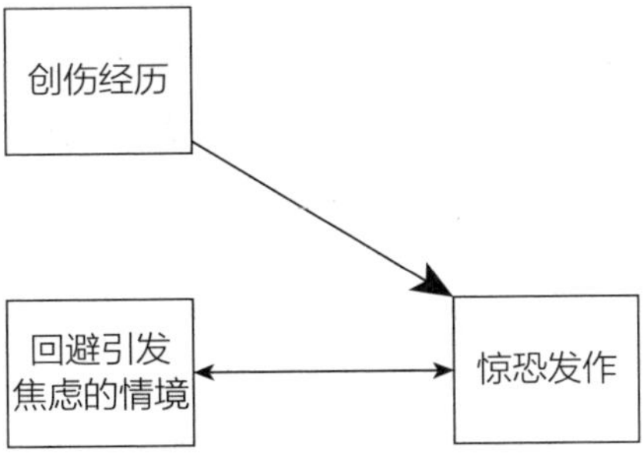

图 2–4　更强大的影响力

在图 2–4 中，来自“创伤经历”的箭头现在变大了很多，这表明与“回避引发焦虑的情境”相比，“创伤经历”对“惊恐发作”事件的影响要大得多。

我们已经讨论过，两个事件之

间的反馈循环形成了一个自我强化的过程（如图 2–2 所示）。实际上，三个或以上事件之间的反馈循环也很常见，如图 2–5 所示。

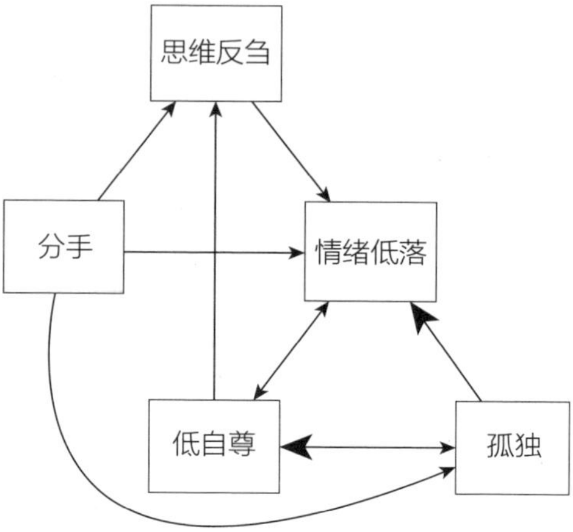

图 2–5　子网络

这个网络模型描述了正在发生的很多事情，让我们逐步详细地浏览一下。来访者最近经历了与男友分手，产生了对过去的思维反刍。“分手”事件的直接影响是：让来访者的整体情绪低落，也导致她对过去产生思维反刍（这反过来会让来访者的情绪进一步低落）。这三个方格由单向箭头连接起来，这表明思维反刍是一个重要功能通路的一部分，使得分手产生了情绪低落的影响。像这样简单的单向网络，通常在随机对照实验中对治疗结果的“中介变量”研究中建模。

但随后整个网络变得更加复杂，自我扩增的循环开始出现。由于分手的结果是来访者在孤独中苦苦挣扎，这导致孤独反过来强化了低自尊，并且本身又被低自尊强化。孤独感反过来会导致来访者情绪低落，而低自尊会导致来访者更频繁地思维反刍，这也会导致情绪低落。

我们把这些自我强化的模式称为子网络：较大网络中的较小网络在一定程度上是自主的，因为其中有持续的反馈循环。两个事件之间的双向关系是最简单的子网络，但我们倾向同时用“子网络”一词包括三个或更多事件的小网络。

在这个个案中，我们可以确定两个主要的子网络。第一个是在“低自尊”“孤独”和“情绪低落”这些节点之间，将情感、认知和自我相关的方面结合在一个单独的子网络中。来访者感到孤独，这强化了她的低落情绪，反过来又降低了她对自己的评价（低自尊）。低自尊反过来又强化了她的孤独感，如此循环往复。

在“低自尊”“思维反刍”和“情绪低落”这些过程之间，还有第二个子网络，将自我、认知和情感的问题结合在一起，形成一个单一的相互联系和自我维持的系统。来访者的低自尊导致她对过去产生思维反刍，这反过来又让她的情绪更加低落，并再次促使她产生低自尊。同样，这是一个自我强化的循环，三个或更多的心理事件在一个变化过程的系统中相互影响和强化。

请注意，这两个子网络都涉及“低自尊”和“情绪低落”，两者在维持来访者的问题方面都起着关键作用。此外，“孤独”过程对“低自尊”和“情绪低落”有很强的直接影响（如大箭头所示），并发挥了关键作用。因此想要扰动来访者的网络，那么以他们对孤独、情绪低落或低自尊的反应为工作目标，都是明智的方法。这个观念——多个子网络都涉及的变化过程，通常是治疗中极佳的目标过程——是基于过程的诊断的一个关键特征。

这些是你在开始使用网络模型时，需要知道的最重要的关系。网络应该具备必要的复杂度，也要尽可能简化。换言之，我们需要在模型中根据需要加入足够多的事件和关系，以确定关键的变化过程。同时，加入的事件和关系要尽可能少，以保持模型的清晰、简单和实用。关于如何做到这一点，本章将会给出一些初步指导，下一章的扩展进化元模型（EEMM）会做进一步阐述和解释。

来访者生活中的一些事件在其他问题上可能是重要事件，但是跟治疗目标关联不大，就需要被排除。例如，一个缺席的父亲形象，可能对一个人形成物质滥用习惯并没有影响，因此，在建立旨在帮助这个人克服物质滥用过程的网络模型时，这个因素应该被排除在外，只选择那些根据实证建立的可变的变化过程对治疗目标有直接或间接影响的事件。

一旦逐渐绘制完成了来访者的网络模型，你就可以使用这个网络模型进行一些有意义的说明，例如导致问题产生的原因、让问题持续下去的因素、问题可能会怎样发展，以及你可以从哪里入手进行有效干预，引导来访者走向有意义的变化。你只有知道怎样分析你构建的网络模型，才能知道在任何特定的网络模型中，哪些是最重要的过程，换言之，哪些过程使网络持续下去，哪些过程最容易发生改变。

分析网络模型

网络模型可以帮助你对来访者有深入的了解。仅仅通过查看模型，你就可以推断出哪些生活事件是最相关的、事件之间有怎样的密切联动关系、事件如何形成维持来访者问题的过程、这些过程如何相互关联、事件各自的影响强度如何，以及它们在网络中发挥的更大的作用是什么。根据经验，当一个事件对另一事件有强烈的影响，或者影响网络中的多个其他过程时，这个事件对网络就更加重要，如图 2–6 所示。

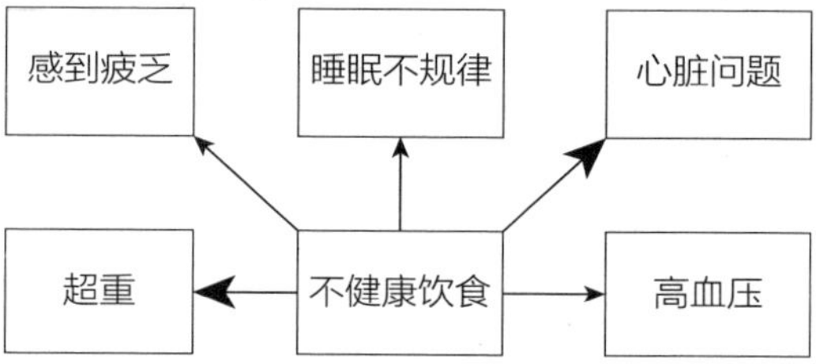

图 2–6　一个事件影响多个事件

在图 2–6 中，“不健康饮食”会影响许多其他事件，包括“超重”“感到疲乏”“睡眠不规律”“心脏问题”和“高血压”。因此，对这个来访者来说，“不健康饮食”在更大的网络中非常重要，一旦治疗师和来访者了解到哪些过程维持、可能改变这种不健康饮食，就为临床干预提供了一个极好的起点。

还有一种相反的情况，即一个事件受到许多其他相邻事件的影响，如图 2–7 所示。

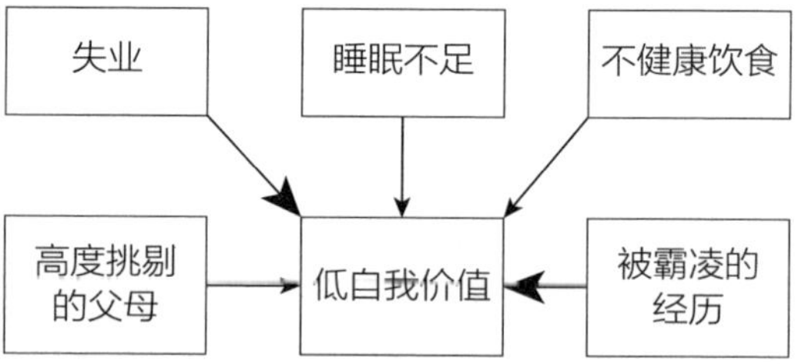

图 2–7　许多事件影响一个事件

在图 2–7 中，“低自我价值”被诸如“高度挑剔的父母”“失业”“睡眠不足”“不健康饮食”和“被霸凌的经历”等事件所强化。很多事件都会影响到一个人的自我价值。在这种情况下，过去和现在的社会和文化因素（被霸凌的经历、高度挑剔的父母和失业）和生活方式因素（不健康饮食和睡眠不足）似乎是最相关的。可能还有其他因素尚未被探索。例如，也许某些行为和想法也导致了这个来访者自我价值的形成。正如我们稍后将描述的，EEMM 模型将指导我们系统地探索其他可能因素。

虽然低自我价值在网络中发挥了重要的作用，但在网络中，自我价值被许多其他因素所支持，这个事实表明，从自我价值因素开始临床干预不是很好的选择。低自我价值可能不易改变，因为其被多个事件强化，其中一些事件（例如，被霸凌的经历、高度挑剔的父母）可能是不可能或很难改变的。所以，首先改变导致低自我价值的过程可能会更有用。例如，这个来访者可能有一种刻板的认知风格，每当负面事件发生时（比如这个网络中显示的五个事件），就很容易引起强烈的自我批评。

只有达到了某个特定过程的临界点，一个网络才有可能不抵制变化。临界点即将到来的一个重要标志是，网络模型中的临界加速或减速。例如，当一个人从压力中恢复所需的时间缩短时，可能表明这是从适应不良到健康发展的临界点。相反，当一个人需要恢复的时间延长时，可能表明这是从健康到功能障碍发展的临界点。当你观察到网络从一种状态到另一种状态的节奏变化时，最好引起注意。

通过以这种方式查看网络模型，你可以得出关于不同事件对彼此和整个网络的影响的有意义的结论，特别是当其被纵向测量支持时，我们将在稍后章节中讨论。你可以看到哪些事件会导致问题的产生、哪些过程会维持这种关系，以及哪些过程会强化问题，从而推论出问题在未来可能如何进展。

现实生活中来访者的网络模型，通常比示例中展示的更为复杂。网络中通常会包括数量更多的事件和过程，相互关联和作用的方式更为复杂。同样地，不要担心网络模型会变得过于复杂，因为我们会按部就班地完成探索。所以接下来让我们把网络方法应用于真实个人身上，看看实际情况是怎样的。

应用网络方法

本书在概述基于过程的理论的原则和实践时，将以不同的来访者为原型。这些来访者都是虚构的，如果和现实人物有相似之处，并非有意，纯属巧合。尽管这些来访者是虚构的，但我们还是受到了治疗经验的启发，因此在撰写个案时，我们仍然希望他们和你在治疗实践中可能遇到的来访者有相似之处。现在，让我们见见第一位来访者，看看我们在第一次会谈中都了解到了什么。

安德莉亚女士，今年61岁，她经常担心亲人的安康。她每天至少给30岁的女儿打一次电话，焦虑地询问女儿是否安康，开车时的车速，外孙女的幼儿托管情况以及饮食、安全带使用和交友能力（以及外孙女朋友的父母是否通过了背景“审查”），游泳池漂浮设备的使用情况，还有很多类似的问题。安德莉亚确信自己可能危在旦夕，所以经常去看医生，要求进行昂贵的体检。当结果为阴性时，她可能会质疑医生的能力，要求进行第二次测试，这样可能会感到放心一些。但是，过了几个小时或是几天，她又会担心起来。她每天还多次向丈夫询问问题，来消除自己的疑虑，比如询问他的健康状况，他在哪里，他是否觉得她看起来脸红了，她背部的皮肤肿块是否可能是癌症，诸如此类的事情。她的丈夫很支持她，但很难理解她为什么要问这么多令人焦虑的问题。

在与安德莉亚的第一次会谈中，我们已经了解了很多信息，比如她曾经遇到的困难，以及这些困难是如何影响她的亲人的生活的。如果想用网络模型来描述她的案例，我们首先需要确定重要生活事件。她生活中的一个常见主题是，经常担心自己的健康和亲人的安康。只要一担心，她就会向亲人——无论是女儿还是丈夫——询问来消除自己的疑虑。这样的举动最初能够让她放松一些，但是很快她就又开始担心，并不断循环。此外，她还通过体检来消除担忧，有时她会感到放心（很快她就又开始担心），有时她会怀疑检查结果（如果结果为阴性），这样她会重新进行体检。如果我们将了解到的这些信息放到一个网络中，可能会得到类似图2-8的网络模型。

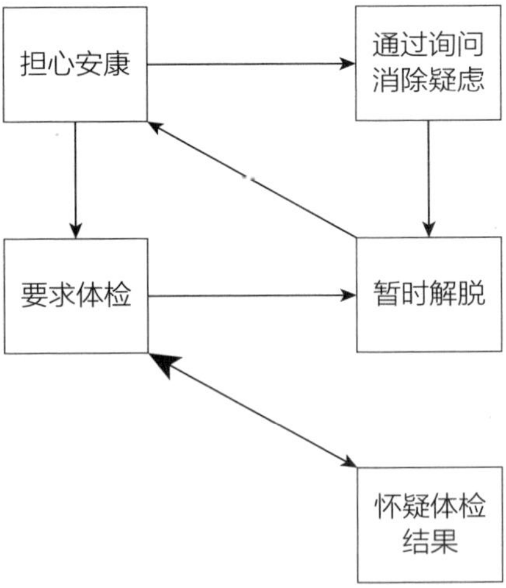

图2-8 安德莉亚的网络模型

让我们花点时间来看看图 2-8 中的个别事件及其相互关系。正如你所看到的，上面的四个事件处于两个相互关联的反馈循环中：“担心安康”，要么通过询问她的亲人来消除疑虑，要么通过进行更多的体检，从而实现“暂时解脱”。不过，这种暂时解脱最终导致她陷入无休止的担忧。

这两个循环都是相同的变化过程的例子：用不同形式的做法来消除疑虑，减少担忧，但也助长了担忧的核心作用，从而使循环得到强化。这类循环有各种各样的名称（“经验性回避”就是其中之一）。此外，“要求体检”和“怀疑体检结果”的事件处于直接反馈回路中，互为起因。请注意，从“怀疑体检结果”到“要求体检”方向的箭头比相反的方向要大得多，因为体检并不总是导致怀疑体检结果，但怀疑体检结果几乎总是导致进行更多体检。

这就是网络模型在实践中的样子。通过使用这样的网络模型进行临床个案概念化，我们可以将精神病理学看作随着时间不断更改变化的，强调病理状态和健康状态之间的过渡。网络模型还使我们能够在来访者生活中不同特征之间建立直接的关系，而不必依赖于症状是潜在疾病的表达这一假设。然后，这些个性化的网络模型——为适应来访者的个人情况而定制——就可以通过识别那些最重要和最容易改变的过程，来影响治疗策略的制定。

行动步骤 2.1 创建一个网络模型

现在我们回到你自己生活中的一个问题领域。绘制一个看起来可以描述其特征的事件网络模型图，如图 2-9 所示。更多关注当下的情况，而不是根据遥远的过去发生的事情推断问题的可能起因。用单向或是双向的箭头来描述，在你的过往经历中是什么事件引起了另一些什么事件。尽量让网络小一些，仅包含六个或者更少的节点。记住，在绘制过程中，你可以随时对网络做出更改。

接下来，写一段简短文字，记录当你这样想的时候会发生什么、你有什么感受和想法，以及当你从网络的视角来看待这个问题时，你会如何反应。

根据我们在行动步骤 1.1 中使用的示例，下面我们将说明可能会如何完成这个练习。

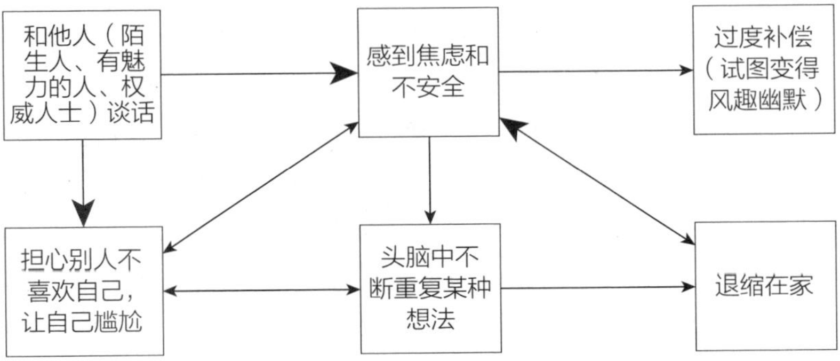

图 2-9　网络模型图示例

我的感受和想法：我从来没有以这样的方式思考过我的问题。节点有助于对所有元素进行很好的概述了解，箭头显示节点之间如何相互影响。我以前从来没有停下来思考过每件事是如何相互作用的。绘制这个网络模型图有助于我更好地了解自己的处境。我觉得我可以学会更好地理解我的问题。

第三章
扩展进化元模型

***

纵观心理学历史，临床医生已经找到了谈论治疗变化过程的许多不同的方式。西格蒙德·弗洛伊德（Sigmund Freud）和精神分析学家讨论通过无意识防御机制和婴儿性驱力来工作。亚伦·贝克（Aaron T. Beck）和认知行为疗法的追随者关注自动化思维和核心信念的变化。其他科学家和治疗师也在使用完全不同的术语，以无数其他方式来描述治疗变化过程，并对其进行分类。

谈论变化过程的方式种类繁多，这不仅使来访者感到困惑，也使临床医生之间的沟通变得复杂，难以进行比较并将变化过程转化为治疗方法。如果我们不希望这种不必要的复杂情况持续下去，希望心理治疗的学习和实践更加有效，并尽我们最大的能力为来访者服务，就需要找到一种谈论治疗变化过程的通用语言。我们早就认识到了这一点，但实现起来困难重重。

心理学家曾经做过尝试，试图在广泛的治疗中整合关于变化过程的信息。然而，这些尝试都建立在特定的理论模型之上，限制了不同思想流派的应用。在基于过程的治疗（PBT）中，我们的目标是让所有心理治疗流派的所有过程都有公平的被选入的机会，选择标准是基于在实现治疗目标方面已被证实的有用性，而不是遵循特定的心理理论。

但是选入 PBT 的治疗过程需要符合一定的标准。在前一章中，我们讨论了治疗变化过程的五个关键特性，即这些过程需要是基于理论的、动态的、渐进的、受语境约束的，并且是一个多层级系统的组成部分。此外，这些变化过程需要具有精确性、范围和深度。但是我们如何才能识别符合标准的过程，然后将这些过程融入一个连贯的系统，可供所有流派的临床工作使用呢？我们如何确定，为了实现治疗目标，哪些变化过程是最有用的和最相关的呢？为了回答这些问题，我们需要求助于心理学家最好的朋友：美妙的统计学世界。

中介变量

研究人员主要通过中介变量（即因治疗而改变并产生治疗结果的变量）来研究治疗变化过程。现在距离你最后一次上统计课估计已经有一段时间了，所以先来复习一下。研究人员鲁本·巴伦（Reuben Baron）和大卫·肯尼（David Kenny）在1986年撰写的一篇文章，成为整个科学界引用次数最多的文献之一。在文章中，他们将中介变量定义为“焦点自变量能够影响关注的因变量的生成机制”。

例如，假设我们观察到某公司的一些员工在假期往往会吃更多快餐。换言之，假期（自变量）对吃快餐（因变量）有影响。然而，想象一下，我们通过仔细研究，注意到假期导致了更大的工作压力，这种工作压力又导致了吃更多快餐。换言之，工作压力就起到了中介变量的作用，也就是成为自变量（“假期”）影响因变量（“吃快餐”）的功能上重要的途径。正如图3–1显示的，工作压力就是具有重要功能的改变途径，通过这个途径，假期就导致了不健康的饮食。

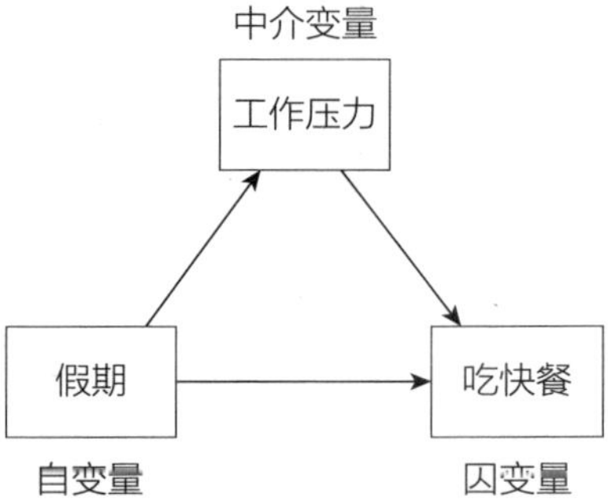

图 3–1　中介作用的一个示例

假设工作压力的影响在统计上被消除，假期就不再导致人们吃更多的快餐。这一发现可以为解决问题提供非常实用的方法。或许我们可以尝试在假期多增加员工，从而减轻每个员工的工作压力。如果因为工作压力被消除，吃快餐就和假期变得完全不相关，我们就可以探讨统计学上的“完全中介作用”。如果我们通过干预消除了中介变量（“工作压力”），自变量（“假期”）对因变量（“吃快餐”）的影响完全消失，就可以适用“完全中介作用”的标签。然而，如果对中介变量进行处理后，自变量和因变量之间仍然存在影响，我们就称之为“部分中介作用”。在这种情况下，也许是因为快餐在假期更受欢迎（或其他一些我们不知道的原因），不管工作压力的状况如何，假期对吃更多的快餐仍然有一定的影响。

如果我们确实能够证明一个过程在临床干预和结果之间起到中介作用，那么这个过程就具有治疗价值。这是我们关注中介变量研究的首要原因。我们已经知道综合征诊断（如在 DSM 和 ICD 中）没有治疗效用。另外，中介变量已被证明具有治疗效用，并且根据定义，当中介变量因干预而变化时，就在功能上对临床结果十分重要。

诚然，作为一种方法，中介作用也有一些不足之处。首先，它只能处理非常少的变量。如果加入额外变量，统计模型会变得更为复杂、效力更低，也更难解读。出于这个原因，通常一次实验中只检验一到两个中介变量，但是这种“少变量”的模型并不适合现实世界，也不符合我们改变的模型。没有人会认为，某个单一的变量会是生活中大多数积极变化的原因。

也许更重要的是，中介作用假定变化过程以线性关系与治疗相关，然后与结果相关（控制治疗）。这在现实中可能性更小。心理变化很少是（如果曾经是的话）一个线性和单向的过程——随着结果的变化，过程也会发生变化。

综合以上这两个问题来看，现在的中介作用研究具有明显的局限性。治疗改变是一个动态过程，涉及许多变量，往往形成双向和相互关联的连接，构成网络和子网络，如正反馈和负反馈循环。心理治疗涉及许多可能的变量。回顾 CBT 文献，我们发现在治疗焦虑和抑郁的时候，认知和行为策略似乎呈现的就是变化过程。然而，这方面的文献相对较少。我们认为在 PBT 方法中选入的过程，需要从能够在临床上产生重要结果的中介变量开始。我们即将发表一项针对心理结果的随机临床试验的大型元分析，这项研究发现，对于 40 个不同的变化过程，具有统计学意义的中介作用被发现了 5 次或以上：经验性回避（或是与这个概念相对的接纳）至少被发现了 52 次，自我效能感 69 次，认知重估、功能不良的想法或是功能不良的信念 47 次，正念 41 次，等等。我们将在第八章中总结该元分析的几个关键发现。我们希望重点关注有规律地发挥中介作用的过程变量，因为即使考虑到中介分析的局限性，我们知道有规律地被识别的中介变量，至少在某些条件下也可以构成导致变化的重要功能途径。

变化过程形成复杂的关系组，最终决定变化如何发生。PBT 已经研发了一种理解这种复杂性的策略——适应这些过程的复杂本质的一个总体框架。

理解过程

使用数百种治疗变化过程来指导评估和治疗是没有意义的。变化过程的列表太长，就会不实用。相反，我们必须通过理论和证据，简化和缩短这个列表。我们将使用“模型”一词来描述一组概念上整合的变化过程，作为选择和部署心理干预的指导，以实现积极的结果。

这种模型必须满足一系列标准。第一，作为心理治疗的实用指导，这种模型需要涵盖足够广的问题范围中足够多的变化过程。第二，模型中确定的过程，需要处理一系列与人类体验有关的关键要素，如变化的动机、自我意识和情感等。理想的情况是，所选择的过程，不仅关注问题的改善，而且还能够帮助人们充满活力，生活欣欣向荣。第三，如果要成为 DSM / ICD 的替代的基础，变化过程的模型必须是少量的，并且必须能够进行实证比较。数量众多的模型实际上就像数量众多的诊断一样，在实际治疗中是存在问题的。第四，任何特定模型中的变化过程，必须以连贯的方式融合在一起，而且组合而成的集合必须经实证表明是完整的。第五，变化过程的模型需要具有实用性：应该产生新形式的功能分析，使得治疗师可以选择那些产生更好结果的治疗元素。第六，该模型必须适用于来自各行各业和不同文化背景的来访者。

最后，我们谈论不同模型的方式必须体现出一致性。DSM/ICD 的最大好处之一，就是提供了一个通用的交流系统，而在基于过程的方法中也开发这样一套通用的概念是值得尝试的。在所有可用的备选方案中，似乎只有一种贯穿性的方法是可用的，具备满足上文提到所有标准所需的权重和广度。这种方法是生命科学中所有理论的源头：进化论。

进化论中的六个关键概念

1973 年，进化生物学家狄奥多西·杜布赞斯基（Theodosius Dobzhansky）做出了一个著名的论断："若无进化之光，生物学中的一切都无法解释。"通过这一陈述，他强调了这样一个事实：没有任何生物过程是凭空产生的，而是基于进化理论所描述的变化和条件，随着时间的推移而出现的。现在，这毫无疑问是生命科学中被普遍接受的观点：任何生命的功能都可以用进化来解释。

进化论还没有在行为和认知科学中站稳脚跟。部分问题在于，进化在 20 世纪历经了一个"基因中心主义"的时代。进化生物学家理查德·道金斯（Richard Dawkins）颇具影响力的著作《自私的基因》(*The Selfish Gene*）就是一个例子。这本书在很大程度上促成了用基因变化为基础进行描述的进化观点。然而，人类基因组图谱证明，这种观点过于狭隘，不能帮助我们实现临床心理学的目的；对数十万个完整绘制的人类基因组的大量研究表明，绝大多数心理健康问题都受到数千或者至少数百个基因的影响，这种影响方式是渐进的且极其复杂的。以基因为中心的思维不能以直接或简单的方式解释行为。

但这并不意味着基因不重要。基因确实重要，但只是整个进化维度网络的一部分。进化维度网络还包括基因系统的表观遗传调控、神经生物学过程、环境、行为、学习、发展、象征性事件、文化、肠道生物群落等。随着科学发展转向现代的多维、多层级的"扩展进化解释"，在行为科学中为基于过程的系统扩展一个进化论，变得容易得多。

在进化论方法中，需要有六个关键概念，可以用首字母缩写 VRSCDL［Variation（变异）、Retention（保留）、Select（选择）、Context（语境）、Dimension（维度）和 Leve（层级），发音同英文单词"versatile"］表示。这个缩写代表：在正确的维度和层级上，对语境中所进行的选择进行变异和保留。在一个全面完整的进化描述中，通过尼克·丁伯根（Niko Tinbergen）的功能、历史、发展和机制四个核心问题来分析，这些概念可以适用于任何现象。让我们在临床心理学的语境中，解读这些关键概念。

变异：变异的意思是在任何生命系统中总有略微不同的形态——不同的身体形态、不同的敏感度、不同的行为。最初的变异是盲目的（即随机、完全没有目的），但是因为变异在复杂系统的成功发展中起到了非常重要的作用，所以变异本身也会进化并受到语境的限制，从而在最需要的时候可以有更广泛的替代选择范围。在某种意义上，变异变成了“有目的的”。甚至细菌也显示出这些作用。如果从食物来源中去除一种必需的氨基酸，细菌几乎立刻就会开始变异，就好像在“另谋生路”。消退效应（extinction effects）是心理学中显而易见的一个很好的例证。当过去能够产生积极结果的行为突然不再有效时，一开始，同样的行为在频率和强度上会出现增长，然后一系列全新且高度可变的各种行为在频率和强度上会出现增长。这种影响非常具有预见性，所以（举例来说）治疗师会告知来访者的父母，当父母停止强化孩子的不良行为时，要预料到这种“消退爆发”（extinction burst），并将其视为进步的标志。你可以看到为什么进化会产生这样的变化。如果为了获得食物而做的事情突然不再起作用，能够很快找到新方式的动物就可能会幸存下来。如果人为地限制了必要的变异（比如一个人变得心理僵硬）那么随之就可能出现病状。

选择：选择的意思是某些变体被挑选出来的能力。通常情况下，这些变体被选择，是基于它们能够产生明显有益的结果（例如在遗传进化中，有更卓越的生存能力）。短期后果可能会与长期后果产生冲突。处理精神病理学时，问题往往是人们常常会采取那些短期有益，同时带来长期痛苦的心理调节方法。在临床心理学的语境下，关注选择通常的意思是帮助来访者注意到，对于他们的心理健康或积极的生活轨迹，特别是从长期来看，哪些存在和行动方式起到了帮助作用，哪些起到了阻碍作用，并选择那些起到帮助作用的。例如，如果某个来访者对于社交焦虑有某种类型的回避，治疗师可能会让这位来访者记录下自己的想法、感受和显性行为，并注意随着时间的流逝，接受或者拒绝一个社交邀请是如何逐渐发挥作用的：例如通过回答“不，我太忙了”是怎样让人感觉暂时缓解，随之产生了抑郁情绪、消极的自我概念，进而导致了进一步的社会退缩的。

保留：保留的意思是个人、群体或文化不断重复和强化所选择的变体，从而随着时间的推移形成成熟的习惯或习俗。在遗传进化中，被选择的变异被保留在 DNA 中。心理学中也是如此，例如：行为模式通过表观遗传学会导致基因表达的变化、基于神经连接的大脑变化，以及诸如此类的变化。不过在心理学中，积极变化通常是通过实践、建立更广泛的模式以及社会心理或社会支持而保持下来的。大多数新习惯都有一种“用进废退”的特质。如果新的学习与既存的习惯或习俗有关，那么就更有可能被保留下来——这有时被称为“拓展建构”策略。安排社会或环境方面的助推也会有所帮助。留存策略应用在工作中的例子比比皆是：家庭作业、公开展示习惯改变的进步、跟踪“社交媒体轨迹”、设置积极的“助推措施”、组成一个社会团体来共同改变习惯，等等。

语境：语境的意思是影响个体或群体选择和保留何种行为的情境和历史环境或干预目标。例如，一些新的情感表达形式，只有在充满爱意的关系中说出，才会深入人心。对自然条件的考量、文化契合度、与宗教信仰的关系、弹性工作地点、支持性的环境等的关注，都是治疗师从进化的意义上谈论语境的典型方式。

维度：维度的意思是个体选择和保留的特定事件链。在心理学领域中，这些维度包括情感、认知、注意、自我、动机和显性行为，当然，维度也存在于其他层级中。

层级：层级的意思是，选择过程目标的组织程度和复杂程度。心理事件包括在具有历史性和情境性的语境下行动的整个有机体系。在生物生理学、遗传和表观遗传的层级上，选择发生在有机体系的内部；在社会文化层级上，选择发生在个体之间和更大规模的群体中以及群体既定的规则和习俗之上。躯体功能和障碍、饮食、锻炼、睡眠以及通过脑成像、遗传和表观遗传因素对生物功能的衡量都是前一层级的例子，治疗关系、社会支持以及与伴侣 / 家人 / 朋友的互动都是后一层级的例子。

VRSCDL 特征可以应用于对丁伯根四个问题的进化解释：变体的功能如何改变和适应，这些变异是如何在其进化历史中出现并随着时间的推移而保留下来的，这些变异是如何在生物体的生命周期内发展的，以及具体的外部和内部机制如何结合产生特定的生理或行为表型。

将进化概念应用于元模型

我们可以将这些关键的进化概念组合成一个“扩展进化元模型”（EEMM）。EEMM 模型让我们可以对改变的治疗过程进行分类，并探讨其整合。“元模型”这个术语指的是可以包含许多特定模型的模型。

我们可以将干预科学中的变化过程分为六个关键的心理维度（情感、认知、注意、自我、动机和显性行为），嵌套到两个额外的选择层级（生物生理学层级和社会文化层级）中。在每个维度和每个层级中，变异、选择、保留和语境都是核心（或者使用治疗师更熟悉的术语来说，每个维度和层级都涉及与变化、功能、习惯或模式，以及适应和支持相关的过程）。最后，这些过程可能适应良好，也可能适应不良，相应对心理健康和丰盈起到帮助或阻碍的作用。

事实是，治疗师已经从变化、选择、保留和语境的角度进行探讨：治疗师寻求对个体有效的改变（变化和选择），这些改变逐渐形成帮助个体适应语境的习惯（保留和语境匹配）。治疗师将这些应用到心理发展的特定维度（情感、认知、行为、注意、动机等），并关注分析的不同层级以及变化过程的相互作用。

将这六个进化改变结合起来，就形成了广泛的元模型，来探索适应良好和适应不良的变化过程。这个元模型将多维度、多层级的变化过程，以及特定的模型整合在一起，形成了更广大的、一致性的集合，称为扩展进化元模型（参见图 3–2）。

EEMM 模型顶层下方的六行是个体层级的发展维度，嵌套在底部两行的两个层级中。每个维度和层级都可以根据语境中的变异、选择和保留来进行检验。可以创建不同的“叠层”（stacks，分别标记为“适应不良”和“适应良好”），来包含那些导致病理和促进健康的过程。图 3–2 是一个变化过程的“元模型”，这个元模型是基于现代多维度、多层级的进化描述综合而成的。因此，被称为扩展进化元模型。

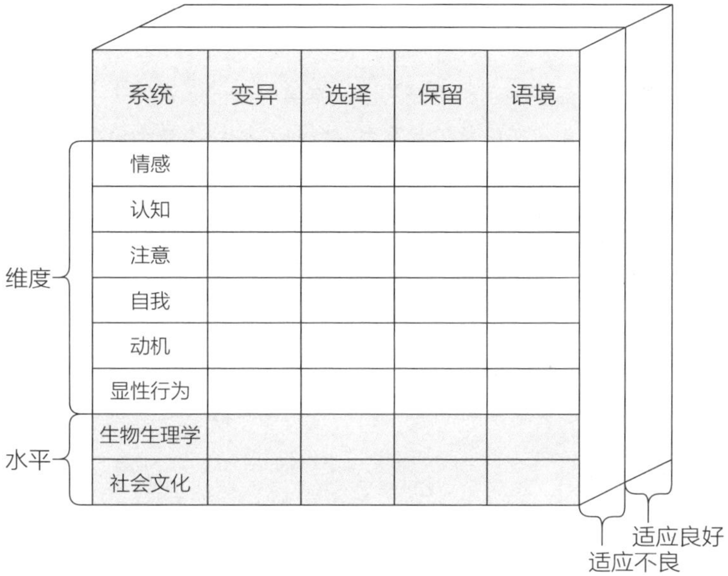

图 3–2　扩展进化元模型

版权所有：斯蒂芬·霍夫曼和史蒂文·海斯。

EEMM 模型与其说是一种规范性的指导，不如说是一种用来探讨和比较变化过程模型的通用语言。与正式的模型不同，元模型可以容纳任何特定的模型，这些模型处理合理范围内的维度、层级和列，无论是行为的、认知的、心理动力学的、人文的，还是其他方面。

这种多维度和多层级的元模型方法还可以表明，特定的 PBT 模型是否足够广泛和连贯。如果一个指定的模型中缺少整行、整列或整个叠层，这表明底层模型有很大的局限性，不能识别缺失区域中的变化过程。相反，对于几个较全面的竞争模型，EEMM 模型在概念上的清晰度，可能会细化并加强这些模型之间的实证比较。

行动步骤 3.1 探索一个维度

让我们回到你生活中的一个问题领域。考虑 EEMM 模型的六个维度（情感、认知、注意、自我、动机和显性行为），选择其中一个你认为与你的问题领域相关，但还没有彻底进行探索的维度。这次练习只选择一个维度，后面的章节会讨论其他维度。

现在写几句话，在你的问题领域的这个维度中，什么对你来说是具有代表性的；是否有重复的行为、反应或模式；有没有什么看起来是由来已久、熟悉或毫无帮助的。找出最常见的模式并记录下来。

接下来，看看你是否能记起，在处理问题领域中你选择的维度时，你是否有时候采取了比通常更为有效的方式。描述一到两个更有效的回应方式的例子。

作为解释，上面的两个问题是在探索你选择的维度内的僵化模式和健康变异的情况。问题领域中，往往有运行不畅但仍然容易重复的主导模式。这就是"僵化"的含义。而你表现得更好的情况，就是"健康变异"的迹象。本书将会一直沿用这个概念。

示例

维度：自我

维度内的模式：我觉得自己是个彻头彻尾的失败者。我没有什么伟大成就，我做人也不够好。别人拒绝我，证实了我不够好。有时我注意到自己在尽力取悦他人，也就又一次证实我不够好（不然，我不会那么卖力）。当我退缩回到家中时，我又一次断定自己确实不够好。

更有效回应方式的示例：我当时正和一个朋友以及朋友的熟人打排球。他们都很有魅力，我注意到我开始有紧张和缺乏安全感的情绪。但我没有向恐惧屈服，没有给自己贴上失败者的标签，而是停下来，问自己现在什么对我是重要的。答案很明确：和朋友共度美好时光，享受生活。结果，我的整个注意力转移了，放下了自己不够好的想法。

如何应用健康变异：我的僵化模式是常常自责，要么试图证明我的自我价值，要么完全逃离不舒服的情况。一个积极的变异就是，重新关注对我来说真正重要的事情，让我能够保持与他人的联系，而没有去证明自己。

重新审视中介变量

虽然 EEMM 模型中生成了一个个单元格，但是变化过程并不只局限在特定的单元格内，甚至并不局限在整行中。以“依恋”过程为例。依恋是在人与人之间发生的过程，所以从某种程度上来说，它处于社会文化层级，但是它也会产生心理影响（例如，培养“安全型依恋”关系的情感影响）。这种情感影响可能又反过来选择其他变化过程（例如，少对他人做出评判，可能会促进安全型依恋及其积极情感影响）。一些心理层级的过程可能会同时涉及所有六个心理维度。其中一个例子就是作为接纳承诺疗法（ACT）基础的心理灵活性模型。心理灵活性模型包含六个子过程，每个子过程都包含六个心理维度。

EEMM 模型看似是一个分类模型（例如，有一个“适应良好的堆积”和一个“适应不良的堆积”），但实际上，适应是概率性的、维度上的。心理健康领域将世界划分为“精神病理学”和其他一切，但现实生活很难被归类。因此，虽然 EEMM 模型的这种更明确的观点是有用的，但重要的是不要认为 EEMM 模型是一种旨在将变化过程分类排序成为一个多维度网格的“周期表”。相反，EEMM 模型显示了临床医生从多维度、多层级的进化描述的视角来看待个体时，需要考虑的关键功能。

我们可以修改康拉德·沃丁顿（Conrad Waddington）著名的表观遗传地形图，用以表述我们实际上主张的更为动态和交互的本质。图 3–3 显示了生物生理学、心理和社会文化过程及其语境决定因素的四个“束”。所有这些过程和与语境相关的特征都是灵活的和相互关联的，在整个生命周期中以一种互动和概率性的方式改变个体功能的进程。在这张地形图中，顶部表面积的变化修改了滚动的球所遵循的特定路线的概率，这可以作为一个隐喻，表明变异和选择性保留修改了个人生活的“路线”。

正如这个物理隐喻所强调的，没有一个单一的维度或层级的组织可以被说成是人类行为和发展的“真正原因”。这并不意味着某些维度在特定的方式或特定的情况下没有其他维度重要。例如，注意的灵活性可能是保持特定心理过程的语境敏感性的关键，明确的动机可能是选择其他这类程序的关键，外显行为习惯是保留的关键，等等。因此，在 EEMM 模型中，任意给定行（即在任何进化的维度或层级）的列所标记的功能，可能由另一行中的过程满足。例如，更大的情感开放度能够带来更高的社会亲密度和更强的支持性关系，因而被选择并保留；认知灵活性能够产生有效的工作行为，因而可能被选择并保留；等等。

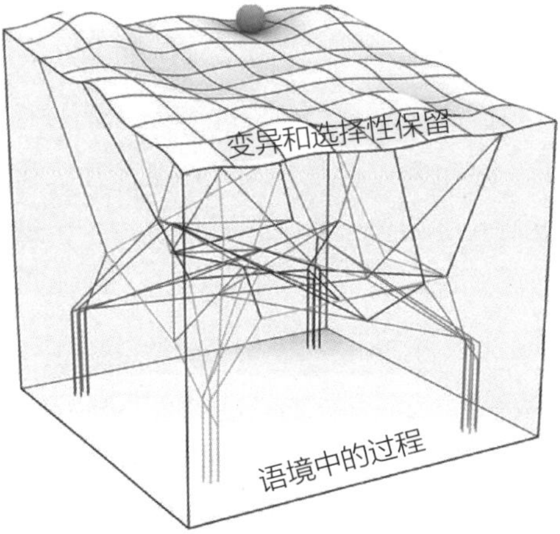

图 3-3 语境和变化过程如何变更影响个人发展的变异和选择性保留的条件的模型。四个变化过程的“束”代表语境、心理、生物生理学和社会文化特征

版权所有：斯蒂芬·霍夫曼和史蒂文·海斯绘制，埃丝特·海斯（Esther M. Hayes）授权使用。

因此，从一开始，最好将 EEMM 模型视为一个系统，帮助治疗师和研究人员充分思考变化过程是如何运作，以及如何与其他变化过程交互的，而不是将其视为一种分类方法，就好像变化过程是放置在 EEMM 模型邮箱中的一封封邮件一样。

因为我们构建基于过程的 DSM / ICD 替代方案的方法，在很大程度上是经验主义的，我们只能大致描述这种方法将把我们带向何处。让我们探讨以下六个中介变量：强迫信念的改变、认知融合、正念觉察、侵入性思维的改变、焦虑敏感性和正念练习的频率。这六个中介变量都是在之前提到的治疗中介变量的大型元分析中的十几个研究中识别出的，我们将在第八章中对这六个中介变量进行回顾。这六个概念适用于认知、注意和情感三个维度。除了最后一个概念，每一个概念都专注于培养健康的变异。正念觉察和焦虑敏感性，伴随有积极和消极语境敏感性的问题。正念练习的频率解决的是以习惯形成形式的保留过程。将几乎所有已知的中介变量都纳入 EEMM 并不难。

当我们使用包含识别出的中介变量的 EEMM 模型时，会发现大多数的横行包含数个需要考虑的过程。调节变量以及动态和相互特性，能够修改变化过程和维度、层级或纵列的连接方式。每个过程使用的评估工具，将为研究人员和治疗师提供初步的评估形式。到了这个阶段，我们可以探讨现有的治疗改变模型，在多大程度上可以对这些过程进行连贯的总结。

单个过程可以通过特定形式的治疗来推动。这也会产生一系列的干预措施，用于推动每个单元格中的过程。这样，我们就能够将大多数单元格与各种措施、变化过程和干预方法或是治疗核心程序联系起来，至少在广义上如此。

在其他条件相同的情况下，有效地覆盖矩阵中更大面积的模型作用较大。覆盖较小面积的模型作用较小。然而，即便目前对世界上关于中介作用的文献尚未呈现一个完全梳理好的实证描述，我们仍然可以探索这样一个系统会带来什么。即便只有有限的过程集合可供进行探索，EEMM 模型也提供了一种向前发展的方法。

在这种基于过程的方法中，心理问题不是对个人来说不变的潜在疾病的表现。相反，我们把精神病理学理解为变异、选择和保留方面的语境特异性的问题，这些问题可以在不同的维度和层级上发生。这是扩展进化元模型的核心思想：以进化科学为基础，适用于精神病理学和心理治疗。

因为我们需要将变化的过程与个人层级联系起来，所以在基于过程的诊断中，一个很好的起点是，使用复杂网络方法将识别的问题联系起来，以促进对于个人呈现问题的功能分析。接下来，我们可以应用 EEMM 模型的框架来探讨所有过去与现在的相关影响因素：比如早期成长史、依恋风格、创伤、医疗问题、信念、习惯等。我们认为治疗是从适应不良到适应良好的复杂网络的动态改变。

作为一种新的诊断形式，基于过程的功能分析的十个步骤

EEMM 模型与网络分析相结合，为基于过程的诊断提供了一种治疗相关方法的结构。我们可以使用这些工具来建立一种新形式的基于过程的功能分析，从而指导基于已知变化过程的诊断方法，具有实际的治疗效用。这种功

能分析有以下十个步骤：

1. 理论或模型选择：选择一种理论或模型，在其中进行与治疗相关的基于过程的诊断，重点关注 EEMM 模型视角下较为全面，并且最适应你的环境、族群和背景的模型。

2. 个案概念化：主要依靠来访者对核心问题或未满足愿望的描述，通过 EEMM 模型提供的广泛评估和所选择的特定模型，识别个体来访者潜在的相关特征、行为和主观体验，以及发生的语境。确保这个初步的案例描述触及了来访者全部行为模式的优势和劣势。

3. 网络构建：考虑到来访者的目标，将案例描述的特征网络整理成已知的变化过程和这些过程的调节变量，特别是要以起源或维持条件的形式来表达。特别关注网络内的自我扩增关系和子网络，并尽可能依赖在来访者个人层级建立的有实证依据的关系。

4. 数据采集：根据需要添加过程和结果的测量指标。收集额外的信息，以丰富初步功能分析，如果可能的话，增加对假设的主要变化过程的重复测量数据。

5. 整合分析：基于这些数据，重新审视这个网络，包括根据从之前的个体功能分析工作中提取的普遍原型而出现的修改。将网络组织成为对发展和维护适应不良网络的综合的、基于过程的描述。这个描述是对该案例的功能分析，也是基于过程的诊断。

6. 制定干预方案：考虑如何直接或间接地扰动以基于过程的术语表达的网络的主要特征，但要特别考虑一些变化，这些变化是可获得的、已知对干预有反应的、可能被保留的、可能改变来访者网络中不适应部分的个体功能关系的、可能进入个人的、新的有自我扩增特征的适应良好的网络。

7. 选择治疗核心程序：考虑到治疗语境和关系，选择最有可能以这种方式扰动网络的一系列干预核心或方法。

8. 过程测量与评估：进行干预的同时，继续反复测量关键变化过程、治疗语境和关系以及在实现来访者目标方面取得的进展。评估对网络的扰动和过程层级的变化程度。

9. 反馈循环与干预调整：如果在过程层面没有变化或变化不充分，则重复使用之前的步骤。通常情况下，可以回到步骤 2 或步骤 3。在某些情况下，可以重新考虑步骤 1 中选择的基于 EEMM 的模型。如果在过程层面有足够的改变，根据过程和结果之间的预期联系以及来访者正在追求的目标，继续干预和评估随后的结果的动态。

10. 结果反馈下的模型融合：如果结果发生了充分的变化，尝试将过程、治疗和结果的个体分析嵌套到案例收集的规范性原型中。如果结果没有充分变化，就重复使用之前的步骤。通常也是回到步骤 2 或步骤 3。在某些情况下，重新考虑步骤 1 中选择的基于 EEMM 的模型。

随着对变化过程了解的增加，以及测量变得更加复杂，许多步骤对治疗师来说可能变得更加自动化和经验化。例如，随着对结果或设置的自动化测量（或对变化过程的重复测量）的推进，步骤 2 可能会变得更加常规，步骤 3 到步骤 8 可能会更多地由大数据驱动。在此期间，我们发现在基于过程的培训中，教授个体概念网络分析，然后将基于过程的功能分析与 EEMM 模型和重复评估联系起来很有用。在接下来的章节中，我们将通过逐步将 EEMM 模型应用于个人临床案例来展示 EEMM 模型的效用，最初我们只关注几行或几列，这样当我们将整个系统放在一起使用时，就会对其应用充满信心。

第四章

认知、情感和注意维度

***

经过上一章的阅读，现在你已经对扩展进化元模型（EEMM）有了一定的了解。在接下来的几章中，我们将会更为详细地探讨应用于特定的来访者时，EEMM 模型的各个维度和层级的可管理子集。在本章中，我们将会遇到一位患有慢性疼痛的来访者玛雅。慢性疼痛比较不同寻常，因为与许多其他疾病不同，大多数患有慢性疼痛的人可能会在余生中都体验到疼痛。所以，他们通常都会在自身境况中苦苦挣扎，觉得很难接受疼痛可能永远都不会完全消失的事实。

本章中我们将会借助玛雅的案例，考察扩展进化元模型（EEMM）的不同维度，通过这位来访者来展示模型中的各个维度。在玛雅的案例中，认知、情感和注意力的维度最为重要，所以也是本章的重点。在下一章中，我们将会讨论其他的维度，包括自我、动机和行为。

我们从临床摄入性会谈开始，会谈中治疗师收集关于玛雅的情况以及发挥作用的过程的基本信息。要注意的是，摄入性会谈并不是专门“基于过程”的，而是遵循了临床摄入性会谈的一般结构。之后，我们将收集到的信息整理成为一个网络模型，并探讨玛雅的案例如何纳入认知、情感和注意力的维度。在本章的最后，我们会把所有收集到的元素都整理成为一个功能性分析。通过这种方式，你将会深入了解认知、情感和注意力三个维度是如何在临床案例中呈现出来和如何被构建成网络模型的，以及这些模型是如何用于功能分析的。让我们开始本章的探讨吧。

苦苦挣扎的玛雅

治疗师：你今天为什么来到这里？

玛雅： 嗯，有朋友告诉我你可能能够帮助我，而我现在真的是无计可施了。所以我就来到了这里。什么事情我都愿意尝试。

治疗师： 你愿意尝试任何事情？你觉得我可以怎么帮助你？

玛雅： 这难道不是你的工作吗？我是说，我的背一直疼，有时候疼得特别厉害，几乎不能下床，更别说走动、去上班或是做些什么别的事情了。我真的不知道我还能做什么。这一切让我太愤怒了，所以我来到这里，想知道你能怎么帮助我。

直到此时，几乎还没有进入正式会谈，但是我们已经了解了有关玛雅的一些重要信息。我们已经知晓玛雅正在和慢性疼痛抗争，这种慢性疼痛使她活动受限，也不能去上班。除此之外，这种情况还让她非常愤怒。如果把这些刚刚获得的信息放入一个网络模型，可能会得到类似图 4–1 的图表。

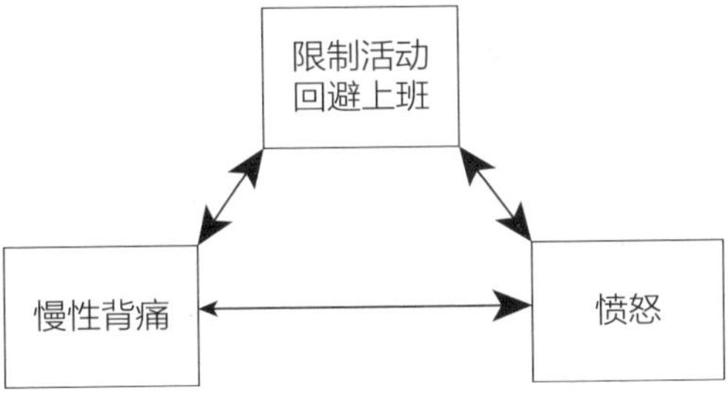

图 4–1 玛雅的初始网络模型

很明显，玛雅网络模型中的各因素是相互关联的。玛雅提到慢性疼痛限制了她的活动，但是反过来说也可能是正确的：当她限制自己的行动并卧床休息时，就有可能加剧背痛（因此这个关系用双向箭头来描述）。她体验到的愤怒情绪也是如此：愤怒让玛雅限制自己的活动，而限制本身又助长了玛雅的愤怒情绪。最后，慢性疼痛也会助长玛雅的愤怒情绪。虽然反过来也是正确的（愤怒让慢性疼痛加剧），但是愤怒对慢性疼痛的影响要弱一些（因此这个关系用小箭头来描述）。要注意的是，随着我们继续探索玛雅的情况，所有的节点及其基础关系都可能会发生改变。

治疗师： 再跟我多讲讲背痛的情况。背痛是什么时候，怎么开始的？

玛雅： 大约六个月前，我在工作中受了伤。我是一名护士，在重症监护室工作，经常需要去储藏室给患者拿些用品。大约六个月前，我像往常一样去拿用品，结果不小心滑倒了，摔到了背部。从那以后，我就一直感到背痛难忍，无法摆脱。

治疗师： 很抱歉听到这样的事情发生在你身上。你通常怎样应对疼痛？

玛雅： 真的是太糟了。我太疼了，做什么都变得更加困难。我是说，我都不怎么上班了。疼痛一直都在，我担心如果一直这么疼痛或者疼痛永远不会消失该怎么办，等等。

治疗师： 所以你花了很多时间来想疼痛是否会一直持续下去。

玛雅： 是的，正是这样。

治疗师： 你正在担忧的时候，如果我可以作为旁观者观察你，我会看到你做什么呢？

玛雅： 我可以告诉你，我不会做什么。我就会坐在那儿，沉浸在自己的想法中，除此之外什么都不做。

治疗师： 这样对你有帮助吗，还是说这本身就是问题的一部分？

玛雅： 这肯定是问题的一部分。我待在家里无所事事的时候，就有了更多的时间来担忧，陷入反复沉思。这样我就会对一切都感到愤怒。

会谈现在更深入了，我们也获得了更多有关玛雅的信息，可以用来为网络模型提供信息。比如，我们知道了玛雅因为一次工伤，在储藏室滑倒，就开始一直背疼。我们还进一步知道了玛雅常常会为疼痛担忧，也会担心“疼痛可能永远都不会消失”。我们把这些作为节点添加到有关玛雅的网络模型中（参见图 4–2）。

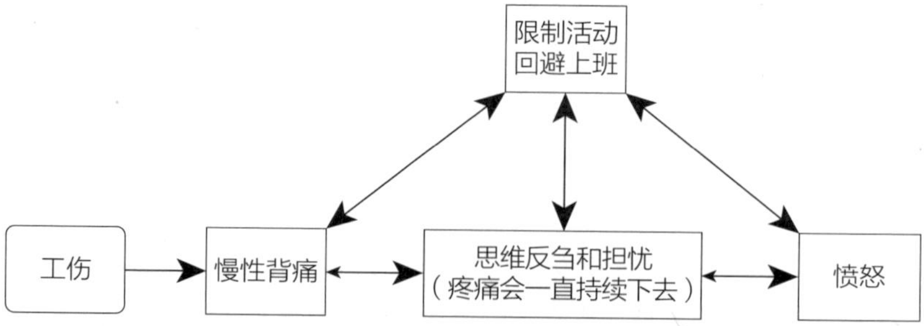

图 4–2　玛雅的扩展网络模型

注意，新节点与之前建立的其他节点相关。例如，玛雅因为工伤，导致出现慢性背痛（所以描述为单向关系）。节点“工伤”的边框四角为圆弧形，因为它作为中介变量（不会改变，但是会修改变化过程和维度、层级和竖列连接方式的语境因素），在网络中起到了特殊的作用。

此外，玛雅对自己病情的思维反刍和担忧占据了中心位置，并与其他几个节点相连。慢性背痛直接导致了她思维反刍和担忧，进而使她感到愤怒。因此，节点“思维反刍和担忧”处于节点“慢性背痛”和节点“愤怒”之间。要注意的是，愤怒让玛雅更容易思维反刍，尽管我们假设这种影响较弱（因此关系用小箭头来描述）。此外，玛雅担心的时候会限制自己的活动，这反过来会让她更加担心（因此这种关系用双向箭头来描述）。

治疗师：你的病情对工作有什么影响？

玛雅：嗯，我不像以前那么经常去工作了，因为我做不到。我确实无法工作，但是他们也是活该如此。

治疗师：你这么说是什么意思？

玛雅：我是说，我跟我的主管们说过好多次储藏室实在过于杂乱。但是他们就是不予理睬。他们敷衍我说会处理的，但是什么也没做，还是老样子。那个房间存在安全隐患，出事只是时间的问题。

治疗师：所以你认为事故是你的主管们疏忽造成的，从某种程度上说，“这个事故根本就不该发生。”

玛雅：是的，事故之所以会发生，绝对是因为主管的疏忽。我的意思是，一想到这有多么不公平，我就会很愤怒。

治疗师：当这种不公平的感觉涌现出来的时候，是会让事情变得更为容易，还是更加困难了？

玛雅：我知道这样没什么用。这样我的感受肯定会更糟。但是我是说，这就是事实。这确实就是他们的错，因为他们没有把我的话当回事。我是说，我至少警告过他们三次了！

我们逐渐对玛雅的情况有了更全面深入的了解。我们刚刚了解到玛雅认为她的主管应该为这起事故负责。她早前曾经警告过储藏室过于凌乱，现在感受不公平，觉得这起事故就不应该发生。这进一步解释了她愤怒的原因。如果我们把这些新元素加入玛雅的模型中，看起来应该是类似图 4–3 这样。

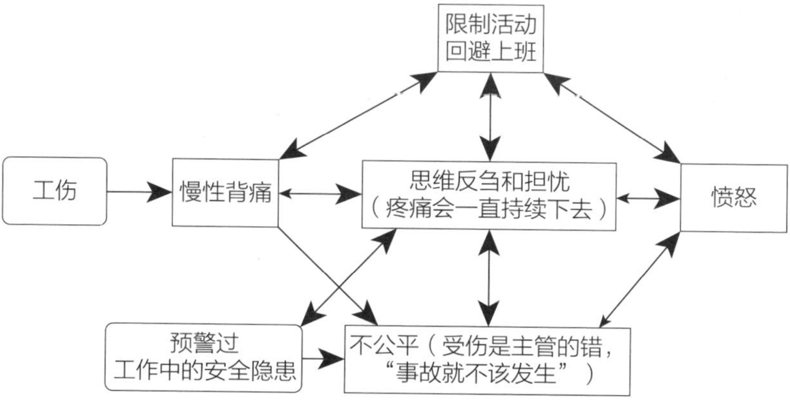

图 4–3　玛雅的进一步扩展的网络模型

同样，这些新节点并不是独立存在的，而是网络的一部分。玛雅向主管警告过安全隐患的问题，但都毫无效果，这就是她现在感到不公平的原因（因此，这段关系也用单向箭头来描述）。不过，不公平的感觉和许多其他节点有关，这种不公平的感觉、思维反刍和担忧，以及愤怒，形成了一个自我扩增的循环（尽管根据我们的临床交谈，玛雅的不公平感对愤怒情绪的助长作用，要大于愤怒情绪对不公平感的助长作用——所以后一种关系用小一些的箭头来描述）。

如你所见，许多不同因素和过程共同发挥作用，形成了玛雅现在面临的困难，并且造成、维持和推动了玛雅与慢性疼痛的抗争。我们现在开始要将玛雅的体验分类成 EEMM 模型中的不同维度（从认知维度开始）。随着玛雅案例的推进，我们进一步探索玛雅面对的境况，并发现一些其他的过程。

认知维度

来访者思考和赋予生活事件意义的方式，从根本上决定了他们的生活状况，塑造了他们应对挑战和困难的能力。玛雅也不例外。虽然玛雅的慢性疼痛最初不是由她的思维产生的，但是是由她的思维维持和推动的。这也是玛雅的认知特别值得我们去研究的原因——玛雅的想法，以及她和自己的想法的关系，会影响她和慢性疼痛的抗争。如果再次审视玛雅的网络模型，我们就会识别出主要属于认知维度的两个节点（在图 4–4 中用灰色突出显示）。

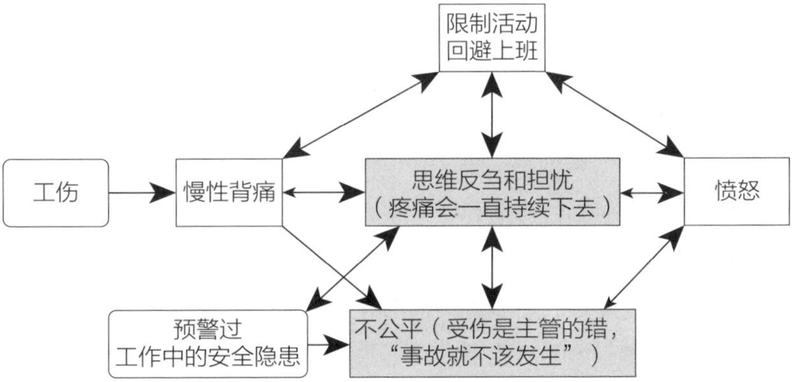

图 4–4　认知维度

特别要注意的是，玛雅的很多时间花在了对生活的思维反刍和担忧中。她反复思考疼痛是会停止，还是永远持续下去。此外，她似乎陷入不公平的感觉中无法自拔，因为她跟主管多次警告过安全隐患，而正是这个安全隐患最终导致她受伤。她责怪主管的疏忽，而且说“事故就不该发生”。

所有这些认知最终让玛雅更加愤怒，强化了她在活动方面自我限制的倾向。当然，玛雅的案例中还有很多其他信息。首先，有几个因素在玛雅的网络中发挥作用，而我们尚未发现。本章稍后部分，涉及情感和注意维度的时候，我们会探索这些因素。其次，虽然从长期看，玛雅的认知让她陷入更深的挣扎，但是从短期看，这些认知会起到一些作用。

思维反刍和担忧可能会让她产生一种虚假的控制感，并因此在心理上感到安慰。通过用这种方式沉浸在自己的痛苦中，玛雅也许就能够找到一种意想不到的解决方案（至少她可能就是这样进行推理的，数据显示这也是思维反刍的一个共同特征）。此外，心存这样的想法，比如受伤是“不公平的”“都是主管的错”，也可能会让她得到心理上的安慰。毕竟，在责备别人的时候，她就不用为自己的行动承担责任，也不用负责迈出那些艰难的步子继续前进。

换言之，认知具有各种看似有用的功能。尽管从长期看，适应不良的思维模式可能会加剧痛苦，但从短期看可以起到安慰作用。要注意的是，所有这些推理仅仅是推测，需要在功能分析中对来访者进行更为适当的分析（我们将在后面的章节中开始做这项工作）。在这个阶段，重要的是要注意，加剧长期痛苦的认知因素往往产生看似积极或至少有帮助的短期结果。事实上，似乎所有适应不良的认知风格都是如此。

来访者对心理一致性的需求（从“这是真实正确的”的意义上）可能变得如此重要，以至于和错误的叙述或无益的思维模式产生纠缠。表面上的一致性，可能成为僵化思维模式车轮上的润滑剂，这些僵化的思维模式不适应当前需要，也不能提供真正有益的前进方式。从认知上讲，正在与心理健康问题抗争的来访者很容易看重形式而不是功能，意思就是他们更倾向于认定那些“真实”的东西，而不是有益和适应的东西。

我们来探讨一下如下适应不良的认知风格的例子。

认知融合：认知融合指的是一种个体认同某种特定想法（即与一种想法“融合”）的思维风格。如果出现了认知融合，想法看起来就像真理，或是必须遵守的不可回避的命令，开始支配个体的行为。

思维反刍：思维反刍有多种形式。一个人可能会为过去发生的事件而进行思维反刍，想吸取教训，以免重蹈覆辙，也可能为未来而思维反刍，试图避免未来事件，这也是寻找有意义答案的解决方法。两种情况下，人们很可能相信他们正在做的事情富有成效，但实际上失去了与当下的联系，从而加剧了痛苦。

功能失调的思维：功能失调的思维包括表达对自己、他人和整个世界的负面看法。这些想法会破坏个人的自我价值感或者有效发挥功能的能力。不幸的是，这类思维常常是自动化的，形成对事件的不加质疑的解释，这也就是这类思维发生时很难自我觉察的原因。

当然，适应不良的认知风格的例子还有很多，书中不能全部列举。这些认知风格的共同点是，都往往会自我扩增，并以长期痛苦为代价提供短期获益。这些认知风格常常能够抚慰人心，提供一种虚假的“安全感”，但是需要来访者为之付出代价。这些认知风格也使思维受限，限制了来访者“被允许”拥有或者接受的想法的类型。换言之，这些认知风格限制了变异和选择。这通常是自动进行的，过滤掉不符合叙事的信息。总的来说：来访者选择适应不良的认知风格并不是没有道理的，因为这些认知风格发挥了一定的作用，只是这些认知风格对来访者不利。

不幸的是，仅仅指出来访者的认知适应不良是没有用的。相反，你需要找出这些特定认知风格的功能，并提供可行的替代认知策略，使来访者可以拥有更广泛、更灵活的思维，从而有更多的变化、选择和记忆。不同的心理治疗流派有很多不同的方法来做到这一点。让我们来看看一些适应良好的认知风格的例子，而不是涵盖所有流派的所有方法。

认知解离：认知解离是接纳承诺疗法中的一个概念。解离描述的是在自己和自己的想法之间创造距离的过程，在这个过程中，自己可能有不悦或者无益的想法，但是这些想法并不会支配行动。

认知灵活性：认知灵活性指的是根据不断变化的情境需求而转移思维和注意力的能力。拥有认知灵活性，个体就可以灵活而轻松地对待想法，甚至即便是之前的信仰或根深蒂固的信念被证明对个人的目标和幸福有害时，也可以改变。

认知重评：认知重评是指以一种赋能的方式重新构建情境和经历的能力。认知重评经常被用来帮助在困难经历中挣扎的人，帮助他们赋予愤怒和痛苦新的意义。认知行为疗法的语境中经常使用认知重评。

适应不良和适应良好的认知风格的例子有更多。在治疗的这个阶段，很重要的两点是识别来访者的认知组成部分，并发现如何将这些组成部分纳入来访者的总体模式中。当探索认知维度的变异、选择和保留的问题时，你会发现在和来访者的会谈中，以下的指导性问题会有所帮助。

指导性问题 ○ 认知

探索变异中的问题——当来访者在困境中苦苦挣扎时，会有什么想法（以及应对这些想法的策略是什么）？哪些想法占主导地位？在特定的认知中（例如，主导型的“图式”或是重复性的消极思维），或对这些认知的调整形式中（例如，把这些都当作是真实确定的），是否存在僵化感？

探索选择中的问题——这些思维模式或思维调整的形式有哪些功能？从主导的、重复的和适应不良的思维模式或调整形式开始，然后转向适应更为良好的思维模式或调整形式，不管其发生的频率有多低。

探索保留中的问题——这些主导思维模式和调整形式，是如何在网络模式中维持并助长了来访者的问题？在思维模式和调整形式适应良好的情况下，为什么它们出现时没有被保留下来？网络中的哪些其他特征会对偶尔出现的积极改善得以保留造成干扰？

行动步骤 4.1 认知

让我们回到前几章中你确定的那个问题领域。在“指导性问题”中，我们直接询问认知领域的变异、选择和保留的问题。看看你是否可以将上述三组指导性问题应用到你自己的问题领域中的认知领域。针对每个问题写一段话。

示例

变异中的问题：我在困境中苦苦挣扎时，出现的想法是，我让自己难堪了，他们不会喜欢我，我就是没有这个能力，我到底在做什么？尽管我内心有一小部分知道这只是我内心发号施令的声音，但在那一刻，我感觉这是必然的事实。

选择中的问题：通过我先拒绝自己的方式，这些想法可能会帮助我避免被别人拒绝。替代性的、适应更为良好的想法可以帮助我避免拒绝自己，同时也帮助我和对我来说重要的东西保持连接，也就是在社交场合中存在于当下，有可能建立重要关系。

保留中的问题：当我首先拒绝自己时，我无法体验按照我原本的样子被接纳的过程——无论是被自己还是被别人接纳。“别人不会喜欢我”的想法仍然没有被质疑，因为我从一开始就没有向别人展示真实的自己。替代性的、适应良好的想法是可行的，但是恐惧降低了其可信度，因而很难做到。

情感维度

来访者对自己处境的感受，以及处理情绪的总体方式，从根本上决定了他们的状况，塑造了他们处理问题的能力。玛雅的主要情绪反应是愤怒，这种愤怒情绪受一系列其他因素的影响。

例如，我们发现玛雅经常担心她的背痛是否会消失，也经常因为工作场所发生的事故而陷入不公平的感觉，然后开始倾向于限制自己的活动，并避免去上班——而所有这些都让她更加愤怒。然而，我们将会看到，还有更多的信息。在随后的谈话片段中，治疗师发现了一个属于情感维度的额外因素。

治疗师：你提到当你感到太过痛苦和愤怒的时候，你经常会限制自己的活动。你刚刚也说，这样做没有用，但是还在继续这么做，对吗？那么你觉得待在家里有什么好处？如果你必须要找一个理由，你会说什么？

玛雅：好吧，至少我不会再出事故了。我真的很害怕再次受伤。我害怕受伤会对我的身体造成更严重的伤害。下一次，我可能就需要坐轮椅了，甚至更糟。

治疗师：所以你的头脑会说，安全起见，最好待在家里。

玛雅：是的，确实是这样。

治疗师：什么情境下，你对再次受伤的恐惧会加剧？什么时候感受最强烈？

玛雅：嗯，这种恐惧几乎无处不在。以前一想到要回去工作，我就特别害怕。但现在这种恐惧出现得更加频繁，在超市、洗完澡或是起床的时候都会出现。只要感到背疼，我马上就害怕了。

我们刚刚知道了一个关键的新元素，可以添加到玛雅的网络模型中。我们了解到玛雅害怕自己再次受伤，因此限制自己的行动。这种恐惧似乎和特定的环境无关，而是只要玛雅一感受到自己的慢性疼痛，就会出现。如果把这个新元素添加到玛雅的网络模型中（并且突出显示属于情感维度的节点），这个网络模型看起来应该是类似图 4–5 这样。

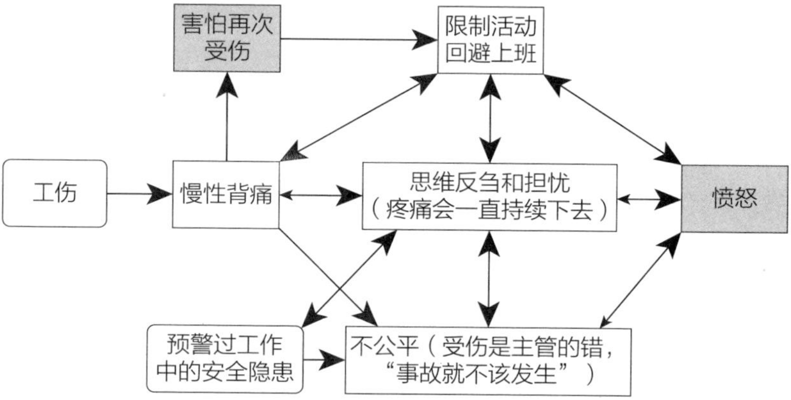

图 4–5　情感维度

如你所见，属于情感维度的两个因素是“害怕再次受伤”和“愤怒”。这两个因素都不是“变化的过程”，而只是情感事件。但是这些事件维持着和其他事件的关系，而这些关系，或者说“功能”就是过程。这两个情感因素都驱使玛雅采取无效行为（即“限制活动，回避上班”）。这些回避恐惧的无效行动，又加强了她的情绪反应，从而形成了一个自我强化的循环，而这整个循环过程可以被描述为一个变化的过程（我们将在后面的章节中讨论如何为其命名）。同样，当玛雅限制自己活动的时候，她会注意到自己并没有做对自己来说重要的事情，又想起自己受伤的代价，因此会感到更加愤怒。

适应不良的情感类型以各种形式出现。重要的是要注意，这些适应不良的情感类型可能指的是消极情绪（例如，恐惧、悲伤、无聊、嫉妒），但更具体地说，是个人和自己的情绪之间关联的方式是“积极的”或“消极的”，以及它们发挥的作用。换言之，也就是情绪在网络中的位置（其功能作用）比情感本身更有影响力。例如，害怕某事本身并没有什么问题，除非这种恐惧开始主宰一个人的生活，并导致适应不良的行为。在玛雅的案例中，她对再次受伤的恐惧限制了她的活动，以至于限制了她对生活的选择权，并看似矛盾地加重了她的慢性疼痛——正是这种没有益处的自我扩增的变化过程，使她的恐惧和应对恐惧的方式被描述为适应不良。这样做的目的不一定是消除负面情绪（例如，恐惧、悲伤、无聊、嫉妒），而是改变这些情绪的功能。换言之，网络思维鼓励关注一个人在生活网络中是如何应对消极情绪的。

思考下面的适应不良的情感类型的例子。

经验性回避：经验性回避指的是一种情感调节方式，一个人通过这种方式来回避情感和其他内在体验，即便这样做会造成长期的伤害。经验性回避的动机常常是在短期内缓解不舒适的感觉，这样就维持了原来的行为，并加剧了对于要回避的对象的抗争。

羞耻：羞耻是一种不舒服的、难为情的情绪，人们通过这种情绪消极地评价自己。因为羞耻，一个人常常会在引发或者触发了羞耻感的情境中退缩，或者认为自己是不值得被信任的。羞耻常常伴随着愤怒、不信任、恐惧、无力、脆弱和价值感缺失等感受。如果只被当作是一种情绪，羞耻可能发生在特定的时间和地点，但是因为羞耻也包括一种隐藏的“我不好”的感觉，所以常常会导致僵化和认知扭曲。

孤独：孤独是对感知到的社会孤立而产生的一种不舒服的情绪反应。当纯粹作为一种情绪时，孤独不一定是有害的，但如果与价值感缺失、认为自己不讨人喜欢或是其他导致长期孤独感的习惯性行为、认知或者自我知觉模式（self-perception patterns）相联系，其影响就会自我扩增，甚至在关心自己的人面前也会导致孤独感。

与适应不良的认知风格一样，还有更多的适应不良的情感风格的例子，本书不能都详尽涵盖。这些风格的共同特征是，它们往往是来访者对所处环境的一种反应，并驱使来访者在不同的维度上采取无效行为模式。这些模式常常有自我安抚的一面，短期内可以消除不适，但是长期来看会维持痛苦，从而形成一种对语境不敏感的、自我扩增的适应不良的情感风格。

就认知而言，仅仅指出适应不良的情感过程是不够的。相反，你需要发现特定情感过程的功能，并提供可行的替代策略，促进更广泛、更灵活的感受，从而使更大的变异成为可能。让我们来看一些适应更为良好的情感风格的例子。

接纳：接纳描述的是一种过程，在这个过程中允许不想要的个人体验（例如，想法、感受、身体感觉和其他内在体验）来来去去，不需要试图改变其形式或频率，而是从这些体验的存在中学习。接纳本身不是目的，而是从情感体验中学习，并将其转化为有效行动的手段。

自我慈悲：自我慈悲指的是，在自我感觉缺乏信心、失败或是普遍痛苦的时候，能够对自己表示慈悲的能力。自我慈悲需要在遭遇痛苦的时候善待自己，意识到痛苦是共同人类体验的一部分，觉察并接纳自己的情绪。

抱有希望："抱有希望"的姿态不仅关注情绪——尽管其有强烈的情感成分，还反映了一种乐观的精神状态，这种乐观是基于认为个人生活乃至整个世界会有积极结果的预期。抱有希望可以是对危机的反应，让人可以敞开心扉，面对新的创造性的可能。

和适应不良的情感风格一样，适应良好的情感风格的例子还有很多。在第八章中，我们将在大量文献的基础上，列举一些最常见的例子。在治疗的这个阶段，重要的是确定来访者的相关情感因素，并揭示如何将这些因素纳入来访者的整体模式。当你探索情感维度上的变异、选择和保留的问题时，也许会发现在和来访者的会谈中，下列指导性问题会有所帮助。

指导性问题 ○ 情感

探索变异中的问题——当来访者在困境中苦苦挣扎时，他们会有什么样的情绪，想到什么样的调整策略？其中哪些占主导地位？在特定的情绪模型和（或）其应对调整方式（例如，受限的情感范围，主导的情绪调节策略）中，是否存在刻板僵化的感觉？

探索选择中的问题——这些情绪和对情绪的反应模式的作用是什么？从主导的、重复的与适应不良的情绪和对情绪的反应模式开始，然后转向适应的形式，尽管发生频率可能很低。

探索保留中的问题——这些主导情绪和情绪调节模式是如何推动来

访者网络模型中的问题的？为什么适应良好的情绪和情绪调整的情况出现的时候，没有被保留下来？网络的哪些其他特征会对偶尔出现的积极改善得以保留造成干扰？

行动步骤 4.2 情感

我们将回到你在“行动步骤 4.1”中选择的相同的问题区域，但现在我们将讨论情绪和对情绪的反应模式。

看看你能否将上述三组“指导性问题”应用到你的问题领域中的情感区域。针对每个问题写一段话。

示例

变异中的问题：当我和别人（尤其是陌生人、有魅力的人和权威人士）交谈时，恐惧、焦虑和紧张的情绪总是会出现。当我和他们真正开始交谈时，这些情绪会变得更为强烈。每次都是这样。

选择中的问题：恐惧提示我有危险的事情，我可能会受伤。通过产生这些恐惧情绪，并让自己远离这些情境，我就可以免受伤害。不管看起来有多么不合理，那一刻在我的脑海里，这种逻辑就是正确的。

保留中的问题：当我因为恐惧而逃避一个情境时，我会发现到处都是令人恐惧的现实，所以恐惧就持续存在。而且我越常逃避，就会变得越紧张。毕竟，如果这些情景并不是真的那么可怕，我一开始就不必逃避了。

注意维度

来访者引导和转移对外部和内部体验的关注的方式，从根本上决定了他们的处境。到目前为止，我们已经发现了吸引和引导玛雅的注意力的几个因素，这些因素最终促使并让她维持在困境中苦苦挣扎。例如，玛雅经常为慢性背痛而思维反刍和担忧，她常常为了自己的受伤而感到不公平（因为她把事故归咎于她的主管）。这些因素是属于认知维度的，同时也让我们知道玛雅的注意力指向哪里。换言之，玛雅非常关注自己的疼痛，这反过来加强了网络的其他部分。

治疗师： 我能请你和我一起做个小练习吗？只需要10秒钟，但有可能让我们有些深刻领悟。

玛雅： 好的，当然。

医生： 很好。等会儿我会把计时器设定为10秒钟，在这段时间里，我希望你数一数这间屋子里所有棕色的东西。我说停的时候，我希望你闭上眼睛。准备好了吗？

玛雅： 是的，我准备好了。

医生： 好的，开始！寻找棕色的东西，寻找棕色的东西，寻找棕色的东西（等待10秒钟）。现在停止。现在，闭上眼睛，请告诉我你看到的所有红色的东西！

玛雅：（轻声笑了起来）

治疗师： 现在可以睁开眼睛了。这样做很难，是不是？这就是一个有点滑稽的小练习，但是表明了一点，也就是不论我们关注的是什么，都会占据头脑的焦点，而我们会错过周围很多其他的东西。

玛雅： 我明白了，但这和我有什么关系？

治疗师： 当你正在困境中挣扎的时候，你关注的是什么？

玛雅： 嗯，我不确定。我会想到背痛，想到这整个困境有多么艰难、多么不公平，还想到这一切让我有多么愤怒。

治疗师： 当你像这样专注于疼痛时，疼痛是缓解了还是加重了？

玛雅： 当我全然关注于疼痛的时候，肯定感觉到更加疼痛了。

治疗师： 那这些“不公平”和“不应该发生”的想法呢？当你关注这些想法的时候，它们是变得更大，更小，还是保持不变？

玛雅： 肯定是变得更大了。有时候感觉更重了。

治疗师： 我懂了，你什么时候最关注自己的疼痛？

玛雅： 我觉得疼得厉害的时候，还有困在自己的想法里时，最关注疼痛。你知道，那种感觉就像别的什么都不存在了。

从对话的最后一段，我们了解到，玛雅很关注自己的疼痛，而这样的关注往往让玛雅更难受。她会感到更加疼痛，增强思维反刍，而且也更加陷入不公平的感受中。此外，她还感到更加愤怒了。最后，玛雅提到当她感受愤怒产生的严重后果，还有当她陷入不公平的感觉中时，就会更加关注自己的疼痛。因此，多个自我强化的循环使得玛雅的注意风格在网络中发挥核心作用。如果我们将这个新的元素——用灰色突出显示的“对疼痛的注意”——添加到玛雅的网络模型中，同时添加上和其他因素的关系，看起来应该类似图 4–6 这样。

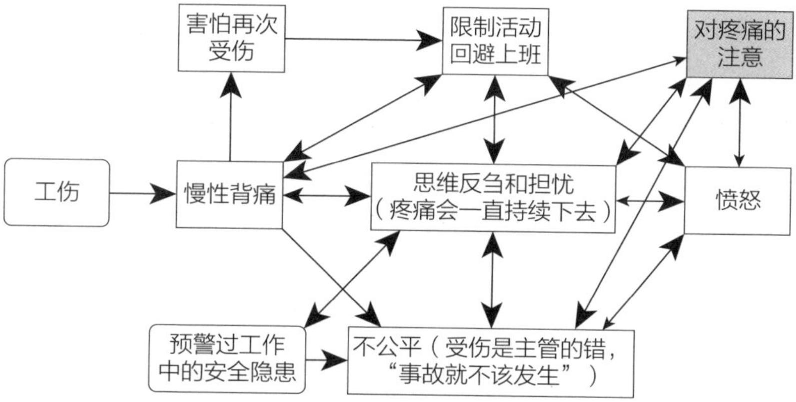

图 4–6　注意维度

玛雅对疼痛的注意，推动了一系列其他因素和过程，最终维持并加剧了她的病痛。因此，这不仅是玛雅在困境中抗争的核心，也是她解决问题的关键所在。仅仅通过改变玛雅的注意风格，她就可能会体验到相邻因素和过程的转变。在接下来的章节中，我们将会进一步探索，对于玛雅可能采取什么治疗方法。

来访者常常会僵化地注意疼痛，尤其是那些正在应对慢性疼痛的来访者。尽管如此，适应不良的注意风格还有更多变体。重要的是要注意到，决定一种注意风格是否适应不良，不仅是来访者注意的对象，还有注意的方式和频率。例如，来访者可以从好奇客观的视角来关注他们的痛苦。这样，注意的对象保持不变（即疼痛），但注意方式有所不同（开放而不是僵化），这样就改变了注意风格对网络中其他节点的影响方式。如果一些注意风格推动了不利于来访者深层利益的过程，这些注意风格就被认为是适应不良的。下面是一些适应不良的注意风格的例子。

僵化注意：僵化注意指的是陷入一种特定的想法、情绪、身体感觉或是其他内在体验的注意风格。注意的对象成了主要的关注点，摆脱这个关注点非常困难——即便以不能完成其他长期目标为代价也是如此。

分散关注：分散关注是指很难长时间专注在一个特定的对象（无论是外部的，还是内部的）身上的注意风格。无法保持注意力常常会使长期目标很难实现。

过度关注过去或未来：过度关注过去或未来指的是，以无法实现当下的目标为代价，频繁地将注意力放在当前时刻之外的事件上的注意风格。个人可能过度关注过去的事件，从而加剧痛苦，或者个人会过度关注可能的未来，从而加剧恐惧。这些可以被看作是思维反刍和担忧的注意方面。

同样，适应不良的注意风格的例子还有很多，本书不再赘述。这些风格都能够提供心理上的安慰，但是干扰了健康发展。关注点可以是心理痛苦的根源，从而保持头脑的专注投入，或者专注点可以故意远离痛苦的根源，就像“把头埋在沙子里”。这两种注意风格都在短期内消除了心理上的不适，但是从长期看维持了不适，因此强化了适应不良的注意风格，形成了一个自我强化的循环。同样，来访者采取适应不良的注意风格并不是非理性的，而只是从长期看是无效的。

正如适应不良的认知和情感一样，仅仅指出适应不良的注意风格是不够的。相反，需要发现特定的注意风格的功能，并提供可行的替代策略，促进拥有更广泛、更灵活的感受，从而使更大的变异成为可能。有很多方法可以做到这一点，我们这里不悉数列举，而是来看看适应良好的注意风格的一些例子。

正念：正念描述了一种投入并专注于当前正在发生的事件的注意风格。以有意地（即自我导向的）并且不加评判的方式来观察这些事件，也就是说当下出现的所有体验都是合理的、可以被观察的。

带着觉察行动：带着觉察行动是一种和当下的体验连接，采取和目标或目的一致的有意识的行动的注意风格。

注意灵活性：能够灵活、流畅、自发地缩小或者扩展自己的注意范围，或者保持或者转移注意力的能力。这是一种可以训练和习得的元认知技巧，在应对各种临床情况时会有所帮助。

正如适应不良的注意风格一样，适应良好的注意风格的例子还有很多。在治疗的这个阶段，重要的是识别来访者的注意组成部分，并且明确如何将这些部分纳入来访者的整体模式。在探索注意维度的变异、选择和保留的问题时，你可能会发现在和来访者的会谈中，下列指导性问题会有所帮助。

指导性问题 O 注意

探索变异中的问题——当来访者在困境中苦苦挣扎时，他们的注意力在哪里？在他们的注意过程中是否存在刻板僵化的感觉（例如，对于特定领域无法保持注意或将注意力转移，注意力被吸引到经过解释的过去，或是想象中的未来，而忽略了正在进行的现在，或者注意力关注范围过于宽广或狭窄）？

探索选择中的问题——这些注意模式在来访者的事件网络中起到了什么作用？从主导的、有问题的注意模式开始，然后转向适应更为良好的，更为灵活、流畅、自发的注意模式。

探索保留中的问题——注意模式是如何促进网络模型中来访者问题反复出现的？为什么适应更为良好的注意模式出现的时候，并没有被保留下来？网络的哪些其他特征会对偶尔出现的积极改善得以保留造成干扰？

行动步骤 4.3 注意

思考本章中你选择的同样的问题区域，但是现在关注在注意模式上。看看你能否将上述三组指导性问题应用到你的问题领域的注意力区域。针对每个问题写一段话。

示例

变异中的问题：当我在困境中苦苦挣扎时，我总是关注自己。我专注于自己的想法、紧张以及身体里奇怪的感觉，就和周围发生的事情失去了联系。

选择中的问题：我相信自己不想犯任何错误，因此我在社交场合比平时更注意我自己。此外，我试图通过思考解决恐惧和紧张的问题，也因此更加关注自己。

保留中的问题：通过过度关注自己，我谨慎行事，明哲保身。我错过了外面的世界，谁知道我可能会错过什么呢，我敢于不再关注自己吗？专注自身，给了我一种虚假安全感。这种安全感从未被质疑，因此一直持续着。另外，把注意力放在外面似乎有风险，因为我可能会说一些愚蠢的话。

对于玛雅的功能分析

说到基于过程的功能分析，我们需要以终为始，即从最终的目的开始。功能分析和初始条件相关，也和维持条件相关（即那些推动问题产生和维持下去的条件），但是在这两种情况下，“功能”都指的是目标或目的。在玛雅的案例中，两个主要的目标是愤怒和对活动的限制。在这两者中，限制活动可能是玛雅的慢性疼痛中更为关键的因素，愤怒似乎是玛雅来寻求治疗的主要原因。鉴于玛雅的关注重点，让我们从关注愤怒开始，然后从这个终点开始向前探索，思考在助长和保持愤怒中可能会涉及的过程。

在寻找重要的过程时，我们首先关注网络中可能与目标相关的自我扩增的方面。当出现双向箭头（网络术语中的“边”）或进入包括三个或更多节点的闭合环路的子网络时，可能就会存在潜在的自我扩增的特点。如果我们从愤怒开始，然后开始向前探索，就可以展望一下本章中讨论过的 EEMM 模型的三个维度，特别考虑那些在情感、认知和注意领域中可能会自我扩增的节点、边和子网络。从本质上来说，这些自我扩增的潜在特点，都可以作为选择和保留的机制而发挥作用。

在认知领域，玛雅的愤怒受到思维反刍和担忧的影响，也受到认为这种情况是不公平的观点的影响。因为在这两种情况下，这些关系都是双向的，不论网络中的其他部分如何，自身就可以自我扩增。这种可能性会因为不公平的想法与思维反刍和担忧之间的双向关系而进一步增加。这三个节点（愤怒，思维反刍和担忧，不公平的想法）可能形成了一个自我扩增的循环，使得愤怒与功能失调或灾难化思维、思维反刍纠缠在一起。由于这些认知过程自我扩增的潜在特性，就越来越有可能窄化玛雅的认知行为模式。如果你一直在思维反刍或者关注不公平的想法，这意味着你没有更为创造性地思考自己的境况。因为玛雅经常使用这种认知模式，并使其得到了很好的练习，所以这种模式更有可能被保留下来，而对语境也会更不敏感。

就像大多数认知过程一样，这些过程被选择似乎是因为其提供了解释的力量，以及理解、连贯和控制的感觉。这些选择的益处促使 EEMM 模型中不同维度之间形成了一种互动。例如，愤怒可以解释思维反刍和不公平的想法——愤怒的反应恰恰是玛雅关注的不公平的证据。表 4–1 展示了这些关系。

表 4–1　玛雅的 EEMM 模型：认知和情感（愤怒）

	变异	选择
认知	对于公平的思维反刍和功能失调的想法	理解过去，应对未来，寻求社会支持，愤怒
情感	愤怒	关注过去解释了愤怒情绪的意义

当人们在思维反刍或者担忧的时候，通常相信自己会更好地应对当前或是未来的挑战。事实并非如此，但是这种感觉可能成为一种自我维持的结果。

关于不公平的表达可能会得到社会广泛的支持，与这个案例类似，来自员工的警告确实常常遭到不公平的忽视。朋友和家人很可能无法区分两种情况：一方面是理性的信念，认为可能存在着对弱势者的不公平的剥削的过程；另一方面是心理上的事实，玛雅正在纠结于这一核心信念，以至于不惜牺牲自己的生活来证明这一点。

第二个循环是如图 4–6 所示的，网络顶部的限制活动和回避上班的认知过程的关系。在思维反刍中纠结的时候，玛雅更有可能会限制自己的活动，回避上班。这不仅会引起更强烈的愤怒，而且具有讽刺意味的是，回避痛苦的行为（例如，防御性的、警惕的身体姿势）事实上常常会加剧疼痛本身。这些让疼痛加剧的事例反过来又会加强认知窄化的过程。

因此，当我们观察这个以思维反刍和担忧为中心的网络中的一组节点时，玛雅心理网络中该部分的每个节点，都常常会阐述并维持整个网络的重要性和发生率。

在情感层级，通过回避恐惧的过程，玛雅对再次受伤的恐惧进一步增加了限制活动和回避上班的可能性。而且正如我们刚刚描述的，这加剧了疼痛，加强了认知窄化的过程。所有这些都让她更为愤怒。

最初选择这种情感过程的原因，可能是短期内恐惧确实减轻了，但这是以长期内恐惧影响的增加为代价的。因此，就像认知过程一样，这种情感过程随着不断重复就会变得更有可能出现，不仅因为现在已经成为一种习惯，还因为建立这种恐惧的语境触发事件（例如，感到悲痛）可能因此变得更常出现。表 4–2 描述了这些关系。

表 4–2　玛雅的 EEMM 模型：认知和情感（对疼痛的恐惧，愤怒）

	变异	选择
认知	对公平的思维反刍和功能失调的想法	理解过去，应对未来，寻求社会支持，回避愤怒的行为导致更多的痛苦
情感	对疼痛的恐惧，愤怒	关注过去解释了愤怒情绪的意义，回避行为导致更多的痛苦

最后一组过程——注意过程——将这个网络固定在一起，使网络很可能继续扩展，同时对有可能引起适应疼痛新方式的语境特征相对不敏感。当玛雅感到愤怒的时候，她的注意力回到了背痛上，进而回到了对受伤的恐惧，

以及与适应不良的思维方式的纠结上。当她注意到生活中的这些特征时，她就无法注意到，有时她用来应对疼痛或者更为灵活地思考的、其他适应更为良好的方式。因此，即使在她的日常生活中潜藏着健康成长的种子，她僵化的注意焦点也会掩盖任何改变的机会。表 4–3 描述了这一点。

表 4–3　玛雅的 EEMM 模型：认知、情感和注意

	变异	选择
认知	对公平的思维反刍和功能失调的想法	理解过去，应对未来，寻求社会支持，回避愤怒的行为导致更多的痛苦
情感	对疼痛的恐惧，愤怒	关注过去解释了愤怒情绪的意义，回避行为导致更多的痛苦
注意	关注疼痛	感到愤怒的时候关注疼痛，有了不公平的想法之后关注疼痛，感到疼痛

总之，玛雅的网络模型展示了一组环环相扣的认知、情感和注意过程（以及显性行为），这些过程将健康的变异和适应性的环境敏感性降至最低，并固定在一个自我维持的网络中。简言之，玛雅陷入了与慢性疼痛的不断抗争中，最终的结果是行为功能性更加不良并产生更多愤怒。

要想在另一个层级中进行这些分析，有必要收集更多信息，为基于过程的初步功能分析提供证据。我们将在下一章中探索更多的维度。

行动步骤 4.4 填写你的 EEMM 模型

认知、情感和注意维度

现在回到你在自己生活中识别出的问题。请根据你在行动步骤 4.1 至 4.3 中所做的工作绘制 EEMM 模型的一部分，如表 4–4 和表 4–5 所示。填写与你的问题相关的维度，同时思考适应不良的特征的变异和选择。请注意你的问题可能

并没有在所有的维度上都有很好的体现。我们跳过保留和语境这两列，因为这些通常涉及其他维度的特征，因此部分的 EEMM 模型可能不能涵盖你所需的所有内容。

表 4-4　你的 EEMM 模型

	适应不良	
	变异	**选择**
认知		
情感		
注意		

示例

表 4-5　EEMM 模型示例

	适应不良	
	变异	**选择**
认知	我更加关注可能的失败，而非如何成功	这样做让我感觉如果我保持足够的警觉，我可以控制可能出现的问题，但是这样也干扰了我聆听他人与他人在一起的能力
情感	我常常拒绝有挑战性的社交情境，这样的情境可能让我焦虑	我立刻感觉好多了，但是很快会更加害怕下一次出现相同的情境
注意	我留心即将出现的焦虑的信号	我感到安全了一些，也不那么脆弱了，但是这样做干扰了我的表现，我注意到这一点时，感到更加焦虑了，如同我正坐在一个令人不舒服的旋转木马上

第五章
自我、动机和显性行为维度

***

上一章中，我们通过患有慢性疼痛的玛雅的案例，阐述说明了认知、情感和注意的维度，并在组织基于过程的治疗（PBT）的扩展进化元模型（EEMM）中开始考虑这些心理维度。本章将探讨尚未探索的自我、动机和显性行为的心理维度。我们将用朱莉的案例来进行说明。朱莉是一位在亲密关系中陷入困境的来访者，同时来接受个人治疗。

个体治疗很难解决人际关系方面的困境，因为从定义上看，人际关系具有动态的特点，涉及的不仅是个体来访者。然而，现实中只能干预伴侣中一方的情况很常见。有的时候，治疗工作关注心理层面，所以需要个体治疗的方法；还有的时候，治疗工作需要通过深入关系双方存在问题的情境来进行个体治疗。

让我们从临床摄入性会谈开始探索，在会谈中治疗师会收集关于朱莉情况的基本信息。和上一章一样，会谈将遵循典型临床摄入性会谈的结构，但我们将从许多不同的角度着手，试图不受任何特定心理治疗取向的限制。

尽可能跟随朱莉的主观描述是很重要的，这些是作为 PBT 基础的原材料。临床上还提供了另一种途径，即提出开放式的问题并运用反思性倾听，这样能够确保治疗师理解来访者的内心世界。接下来，我们将收集到的信息组织成一个网络模型，然后讨论朱莉的案例如何纳入自我、动机和显性行为的维度。本章的最后，我们将所有收集到的信息整理成一个功能分析。

朱莉的问题

治疗师：你今天为什么来到这里？

朱莉：实际上我有一个很急迫的问题，但我觉得这也反映了一个更普遍的模式。所以我希望我们能就这个问题谈谈，也许可以找到一个能让我好起来的方法。

治疗师：你继续给我讲讲这个紧迫的问题吧。

朱莉：好的，我先说说背景故事吧。我丈夫是一名全日制学生，即将完成学士学位，继续攻读硕士学位。我是一名私人执业的牙医。我一直在学习，想参加一个重要的牙科会议，但是这个会议和我丈夫的期末考试同时举行。

治疗师：好的。

朱莉：当我说要去参加这个会议时，他对我说："不，你别去。"今天是会议注册的截止日期，我一直想跟他谈谈这件事，希望我可以去参加。我一直为这件事而感到痛苦。

治疗师：所以你丈夫不支持你去参加会议，而你一直在回避和他谈论这件事。

朱莉：是的。自从他对我说了那番话后，我还没跟他真正谈过这件事。我很坚定地想要去参加会议。我会去的。但我真的不知道如何维护自己的权益告诉他我要去。这就是我一直推迟跟他谈的原因。

治疗师：你也提到这可能是一种普遍模式。我是否可以假设，这不是你第一次推迟比较棘手的对话？

朱莉：是的，没错。我不知道该说什么，也不知道如何说服他。

对话的最初几分钟已经透露了朱莉的很多情况。我们刚刚了解到，朱莉的丈夫不支持她去参加会议，而朱莉正在纠结，很难在丈夫面前努力维护自己的权益。此外，我们还了解到，这种情况导致朱莉回避和丈夫进行棘手的对话。把这些刚刚了解到的信息纳入一个网络模型，可能会得到类似5–1的模型图。

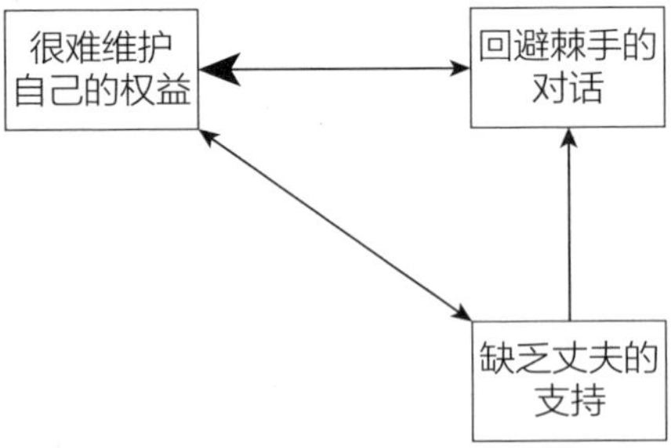

图 5–1　朱莉的初始网络模型

当然，朱莉网络中的各种因素并不是孤立的，而是相互关联的。朱莉提到她很难维护自己的权益，这就是她一直避免与丈夫进行棘手的对话的原因。然而，反过来也可能是正确的：因为她经常回避棘手的对话，没有实践过维护自己，所以很难做到。很有可能这个关系比相反方向的关系更强，所以这种关系用双向箭头来描述，一端的箭头比另一端要大。

此外，她想要努力维护自己，因为她认为丈夫不支持她。在这里，反过来也可能是正确的：她的丈夫似乎直接地表达了自己不支持的态度，但是朱莉过去常常纠结，不知道如何维护自己，所以她的丈夫很容易会忽视她的愿望。所以这段关系也用双向箭头来描述。最后，朱莉回避所有棘手的对话，不光是那些为了维护自己的对话，当然也包括当丈夫似乎不支持自己的时候要和丈夫进行的对话。我们不确定这种更为普遍的回避棘手对话的模式，是否无意间导致了丈夫对她不够支持，因此我们现在选择用一个单向箭头，但是随着我们收集到更多的信息，情况可能会发生改变。

我们刚刚放入模型的三个节点，构成了朱莉情况的核心。到目前为止，这个网络只包含三个因素，但已经连接成了一个正反馈循环，在这个循环中，这些因素相互关联，相互加强。在探索自我、动机和显性行为的维度时，我们会持续探索朱莉的案例，并找出其他因素和过程，进一步了解朱莉的网络模型。

自我维度

来访者对自己的看法，以及试图保持某种自我形象的方式，从根本上决定了他们的生活，塑造了他们解决问题的能力。每个来访者（包括朱莉）都是如此。摄入性会谈进行到这个阶段，我们已经发现朱莉想要努力维护自己，而结果就是，她常常会回避棘手的对话，特别是与丈夫之间的对话。我们还没有发现这种模式背后的引发和维持因素。在接下来的谈话中，治疗师发现了朱莉网络中属于自我维度的其他一些因素。

治疗师：你提到在与丈夫的棘手对话中，你很难维护自己。你有没有注意到和其他人也这么困难？

朱莉：我觉得我从来都不擅长跟别人对话。我在别人面前经常感到害羞胆怯。我确实注意到，我通常都会很难维护自己，不仅是和我的丈夫。

治疗师：你说你“从来都不擅长”，你是几岁的时候第一次意识到这一点的？

朱莉：我不确定，总之从很小的时候开始就是这样了。我不知道，大概五六岁？

治疗师：五六岁的时候。年龄很小。所以你当时还是个小孩子。

朱莉：是的。

治疗师：五岁的朱莉需要在谁面前维护自己呢？

朱莉：我不确定……肯定是我母亲。

治疗师：你的母亲？

朱莉：是的。我和母亲经常吵架。她有各种观点，认为小女孩应该是什么样子的。我是说，我觉得我们过去关系很好，现在也很好。但是我小时候，我母亲不允许我做自己想做的事情，因为她总是有不同的想法。

治疗师：关于“不同的想法”，你能再跟我多说说吗？

朱莉：当然，当我还是个小女孩，常常在外面玩的时候，会把自己弄得很脏，而且我以前大多是跟男孩子一起玩。我妈妈不喜欢我这样。她总是告诉我“好女孩是不会这样的”，并试图让我变得更“像女孩”一些，甚至到现在还是如此。母亲告诉我的更像好女孩的做法中，包括我应该满足别人的需要，也包括应该满足她的需要。我真正想要什么无关紧要。

治疗师：当你表现得不像一个“好女孩”，并且只为自己的利益行事时，你母亲会对你说什么？

朱莉：嗯，她会很快制止我。如果我不按照她的想法来做，她就会经常对我说，我“不应该这么自私”。

治疗师：当你想去参加会议的时候，你和丈夫之间发生的情况，是不是还有这个程式的影响？你的脑海里会出现“自私”的说法吗？

朱莉：是，我想是的。我真的很想去参加会议，我一定会去的，但一旦“这是自私的”想法出现，我就会更加紧张，担心别人会怎么看我，这让我想缩进一个壳里。在这种情况下，一丁点的反对都会很容易让我动摇。

治疗师：所以，当“我不应该这么自私”的想法出现时，伴随着这种想要退缩的感觉，你会更加努力抗争想要维护自己，你甚至不太可能陷入对抗中，我说的对吗？

朱莉：是的，差不多。我只是缩着脖子，不说话。

我们刚刚了解到一些重要的新元素，可以添加到朱莉的网络模型中。我们还了解到，朱莉不仅在她丈夫面前很难维护自己，在其他人面前也是如此。从她还是个小女孩的时候开始，维护自己对她来说就是非常困难的事情。她小时候常常会和母亲在她应该怎样表现的问题上有不同的意见。此外，我们了解到她的母亲试图把她塑造成一个“好女孩”，明确说明她应该被动地满足别人，而她自己的需求和偏好被称为是“自私”的。直到今天，朱莉在别人面前仍然经常感到害羞胆怯——尤其是当她为自己的利益行事时。

如果我们将这些新元素添加到朱莉的网络模型中（并突出显示属于自我维度的节点），可能会得到类似图 5–2 的模型图。请注意，表示朱莉和母亲的经历的节点边框是圆弧形的，用以说明这个语境因素不能改变，却是当前问题起源的一部分。提醒一下，用更专业的语言来说，这些节点是“调节变量”。

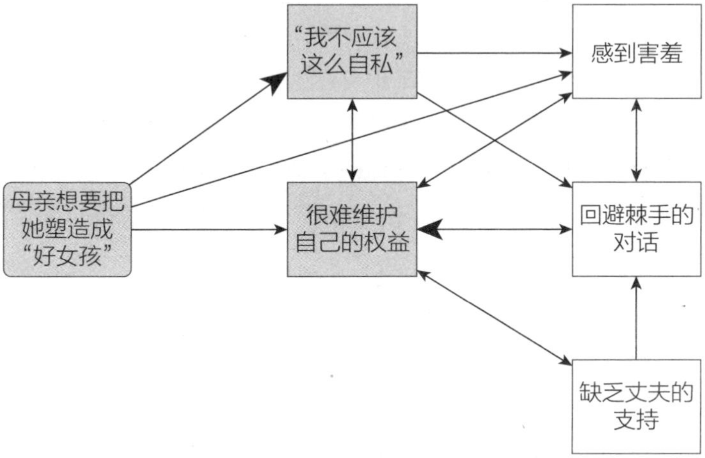

图 5–2　自我维度

朱莉和母亲的经历从根本上决定了她现在的处境和她对自己的看法。她的母亲试图塑造她的自我概念，这导致她努力抗争想要维护自己，并导致她在别人面前感到害羞（因此这两种关系都用简单的单向箭头来描述）。此外，每当朱莉反抗或为自己的利益行事时，她的母亲都会告诉她“不要那么自私”。这种自我概念影响了朱莉，所以每当她计划为自己的利益行事时，很快就会认为自己确实很“自私”，不应该这样做（因此这种关系用单向箭头来描述）。她不想变得“自私”，这极大地阻碍了她形成维护自己的能力，也促使她经常回避棘手的对话。此外，还让她在别人面前感觉更加害羞。然而，不为自己辩护，也以一种显著的方式助长了这种自我概念，因此这里使用了双向箭头。

我们可以合理地假设，当朱莉感到害羞时，她不太可能进入冲突对抗状态，而她回避棘手的对话反过来又加剧了在别人面前的紧张感（因此这种关系用双向箭头来描述）当她以这种方式感到害羞时，她就会更想努力维护自己，而这反过来让她感到更加害羞。虽然朱莉的自我意识和她“应该成为”怎样的人的观念从长期来看让她更难维护自己，但从短期来看发挥了一定的功能。因为小时候和母亲的经历，朱莉可能会把表现得像一个“好女孩”与被爱的感觉联系在一起，而把更独立、更具批判意识和有可能被抛弃联系在一起。直到现在朱莉仍背负这些联想，所以她只允许自己在表现得像一个“好女孩”时感受到被爱，而在自己表现得“自私”的时候，否认被爱的感觉。因为只要她敢于在母亲面前维护自己的利益，就常常被贴上“自私”的标签，所以她很快学会了屈服于别人的需求和愿望，完全回避棘手的对话。虽然朱莉对自己的叙事方式维持并加剧了她很难维护自己的状况，但是也创造了一个安全的心理空间，在这个空间中，她如果表现得像一个“好女孩”就会感到被爱。

换言之，朱莉关于她自己以及她应该是什么样子的叙述，发挥了有用的功能。虽然这样的叙述可能会增加长期的痛苦，但短期看可以起到安慰的作用。

要注意的是，上述所有推理仅仅是推测，需要与来访者在功能分析（将在本章末尾进行）和实证评估的语境中进行更适当的分析。在这个阶段，重要的是要注意到，所有那些从长期看能够加剧痛苦的因素，往往能够产生一些短期内维持其作用的结果。

思考下面这些适应不良的自我风格的例子。

概念化自我：概念化自我是接纳承诺疗法（ACT）中的一个概念，指的是我们创建的对自己的叙事——作为一个人，我们是谁，我们能做什么、不能做什么。我们不仅用这种叙事来定义自己，还把自己与他人进行比较。不幸的是，当我们使用这种自我意识来定义和比较时，往往会让自己受到叙事内容的限制。

事件中心性：事件中心性是指，使创伤或其他特定的负面生活事件，成为个体身份和叙事核心的倾向。

分离性身份：具有分离性身份的个体无法将生活事件整合到一个单一的心理生命历程中，而是将生活"分裂"为两个或多个"人格"，每个人格都具有相对不同和不连贯的记忆、情感、行为和思维方式。

适应不良的自我风格的例子有很多，以上只是冰山一角。重要的一点是，所有的自我风格往往都会自我扩增，并以长期痛苦为代价发挥短期功能。这些自我风格通常可以抚慰人心，提供一种虚假的"安全感"，但代价是占据一个人的自我意识，并使之进一步窄化。这些适应不良的风格限制了来访者被"允许"拥有或者从事的想法、感受和行为的类型。换言之，它们限制了变异和选择。这些通常都是自动发生的——不符合叙事的信息都被忽略，或者会产生强烈的内在冲突。底线是：对来访者来说，选择那些适应不良的自我风格并不是不理性的，因为这些自我风格都有各自的功能，只是不利于实现他们的目标。

仅仅指出来访者的适应不良的自我意识，不会起到什么帮助作用。相反，需要发现特定叙事的功能，并提供可行的替代策略，使形成更广泛、更灵活的自我意识成为可能，从而产生更大的变异、选择和保留。有许多方式可以做到这一点，这里无法详尽涵盖，下面我们看看其中一些例子。

观察性自我 / 去中心化：作为觉察的一种观点，或者一个"去中心化"的视角，观察性自我是多种临床方法中都有的一部分。这种注意、见证、语境的、去中心化、观点采择的自我意识（sense of self）有多个不同的命名，在这种自我意识中，个人可以以观察者的身份体验自己，而不是被观察的内容。从这个视角看，个体有可能更为自由灵活地承认想法、感受和其他内在体验，而不固着于其中任何一个。

自我价值：自我价值指的是一个人认为自己拥有的内在作用和价值。这种价值不是别人而是由自己赋予的，尽管这种信念经常受到父母教养和其他环境因素的影响。人们通常认为，缺乏自我价值感经常会使人出现自我毁灭的行为，而高自我价值感会促使人做出能够改善生活的行为。

自我效能：自我效能指的是人们相信自己有能力取得自己想要实现的结果。高度的自我效能感被认为是高自尊的基础，通常被认为会促使人们以富有成效的方式行动。当然，缺乏自我效能感被认为会起到相反的作用，导致人们以低效的方式行事。

正如适应不良的自我风格的例子一样，适应良好的自我风格的例子还有很多。在治疗的这个阶段，很重要的两点是识别来访者与自我相关的因素，并明确如何将这些因素纳入来访者的模式。在探索自我维度的变异、选择和保留方面的问题时，你会发现在和来访者的会谈中，下列指导性问题可能会有所帮助。

指导性问题 ○ **自我**

探索变异中的问题——来访者在困境中苦苦挣扎时，是否会出现某种自我意识或自我概念，或者是否有某种本可以有所帮助的自我意识却未能出现？在自我领域是否存在僵化或缺乏健康的变异？

探索选择中的问题——存在问题的自我意识的功能是什么？当更健康的自我意识或自我概念出现时，它会起什么作用？

探索保留中的问题——在自我领域中，这些主导模式如何支持、促进或维护来访者网络模型中的问题？对于适应更为良好的自我意识或自我概念，为什么在出现的时候没有被保留下来？网络的哪些其他特征会对偶尔出现的积极改善得以保留造成干扰？

行动步骤 5.1 自我

尝试将上述三组指导性问题，应用到你选择的问题领域的自我维度上。针对每个问题写一段话。

示例

变异中的问题：我头脑中出现的自我意识是，我是个失败者，我很傻，或者我不够好。当我正在困境中苦苦挣扎的时候，这些想法似乎很有说服力。

选择中的问题：通过首先谴责自己，我保护自己不受外界可能的攻击。通过首先拒绝自己，我避免了被别人拒绝。

保留中的问题：我觉得自己是“失败者”的自我意识从来没有被质疑过，因为我从来没有以一种能让别人接纳真实的我的方式呈现自己。相反，每次我想拒绝自己的时候，这种自我认知就会被强化（即只有失败者才会觉得自己是个失败者）。

动机维度

来访者的动机是其问题发展和有可能发生改变的基础。任何来访者都是这样，朱莉也是如此。目前我们从对话中得知，朱莉希望回避的是与他人发生冲突，还有被自己或别人认为是自私的。但是，对于她前进的动力、希望采取的行动，以及想要实现的目标，我们都知之甚少。在接下来的对话中，治疗师找到了朱莉的部分潜在动机。

治疗师：我已经谈论了你不想要什么。你不想被认为是“自私的”，你希望回避棘手的对话。让我们反过来看看事情的另一面，探讨一下你自己真正想要的东西。

朱莉：好的，听起来不错。

治疗师：你提到你是私人执业的牙医，对吗？

朱莉：是的，没错。

治疗师：再跟我多谈谈你的工作吧。最近工作怎么样？

朱莉：嗯，我的工作实际上进展得很顺利。我丈夫一直在求学，还没有真正工作，所以在我们的关系中我是唯一的经济支柱。我的诊所运作良好，没有问题。患者似乎都很喜欢我，诊所日程也经常排得满满的。

治疗师：很棒！所以可以说你的事业非常成功？

朱莉：是的，我认为可以这么说。

治疗师：作为牙医的哪些方面对你来说是很重要的？

朱莉：嗯，有很多方面。我真的很喜欢这个领域，我觉得自己也很擅长。我在工作中可以帮助别人，这对我非常重要。而且我的工作得到了认可……这也是我想参加这次会议的一个原因。我是说，说实话有些思维程式可能是来自我母亲，但是我真的想要为人们的生活带来一些积极的改变。

治疗师：你努力抗争想要维护自己，和你想要帮助别人的愿望之间，是怎样的关系？

朱莉：实际上是有帮助作用的，但是从感情上来说，情况就不同了。当我坚持自己的时候，会有助于我做自己决定要做的事情，但随后会有一种挥之不去的感觉——我这么做就是和别人对抗。

我们刚刚了解到了一些关于朱莉的新信息，可以添加到她的网络模型中。我们了解到，朱莉是一名非常成功的牙医，作为工作的一部分，她很重视帮助别人。她有通过工作帮助别人的真正动机。但是在她的成长经历中，"帮助他人"过去常常意味着压抑自己的自主性。这两部分相重叠，所以当她维护自己的权益时，就感觉像是在和别人对抗，即便事实并非如此。请注意，代表朱莉事业成功的节点边缘是圆弧形的，表明这个节点是调节变量。把这些新元素加入朱莉的网络模型中（并突出现实属于动机维度的节点），得到的图形可能类似图 5-3。

如你所见，在动机维度中有一个占主导地位的因素，就是朱莉希望帮助别人而不是自己。这个愿望在她的牙医工作中得到了表达（因此这个关系用单向箭头来描述），虽然这个因素一部分是由于受到其母亲的影响，这种联系（朱莉的母亲激励她帮助别人）也让朱莉在维护自己时可能更加纠结。

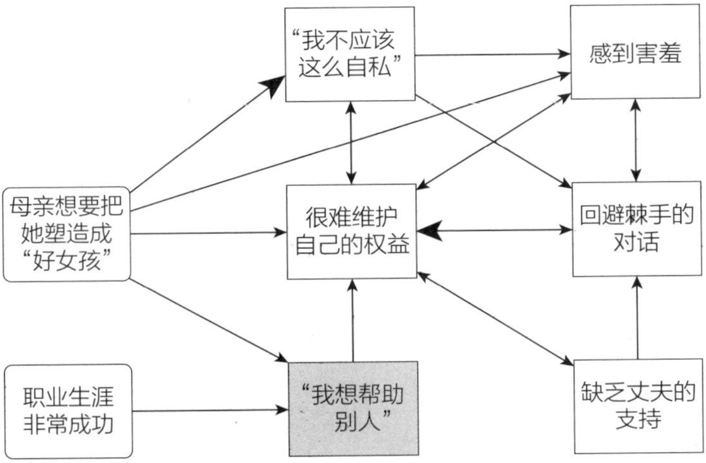

图 5-3　动机维度

适应不良的动机风格会以多种不同的形式呈现。对许多来访者来说，这些动机通常首先表现为他们不想要什么或他们希望回避什么。然而，如果治疗师深入挖掘，往往能够发现对某事物或某人的关心。这种关心可以是对某个人，对来访者自己，对一群人，对实现某种行为、达成某种结果，甚至是服务于一项事业或照顾心爱的宠物。动机的来源很重要，可以指导来访者采取新行为，激发有可能改变的信念。

然而，根据来访者和网络中动机的功能，来访者的动机可能是适应不良的，实际上是增强而不是削弱了纠结困境。朱莉的案例似乎就是如此，她想要帮助别人的动机与她维护自己权益的能力似乎是对立的——至少就朱莉的情绪反应而言是这样的。她还尚未创造出一种语境——在这个语境中维护自己的需求和愿望，明确而积极地表达了关心自己进而关心他人。因此，比个人动机更为重要的是在网络语境下动机的功能。

我们来看看下列这些适应不良的动机风格的例子。

物质获得：物质获得是一种动机风格，通过这种方式，个体被激励去获得物质用品，比如有价值的物品。通常，获得物质的愿望是由一种更深层的渴望被爱、安全和兴奋的感觉所激发的。

依从：依从指的是个体的行为不是出于自己的利益，而是盲目地采取周围其他人的价值、目标和倾向。通常，依从是社会压力的产物，或者是为了获得和他人的归属感而盲目同化的产物。

漠不关心：漠不关心指的是个体似乎对什么都漠不关心，常常一时冲动草率行事，而不是根据更高的标准或目标行事。然而，通过进一步观察往往会发现，采取漠不关心的态度往往是为了避免感到痛苦。

当然，还有更多适应不良的动机风格的例子，本书同样不能详尽涵盖。这些风格的共同之处在于，只谈论了表面的关心，而忽略了潜在的、更深层的愿望。换言之，适应不良的动机风格表达的是短期的需求和愿望，而适应良好的动机风格表达的是发自内心的长期的愿望。同样，来访者选择适应不良的动机风格并不是不合理的。这些动机风格在短期内满足他们的需求，而在长期内没有帮助。

正如适应不良的自我风格一样，我们不仅要指出适应不良的动机风格，还是要找出特定动机风格的功能，并提供触及更深层的关怀感以及更灵活地实现这种动机的替代策略——因此获得更大的变异和选择。实现这一目标的方法有很多，这里无法详尽涵盖，我们只看几个适应良好的动机风格的例子。

价值：价值指的是个人引导自己行动的内在方向。这些内在方向具有固有价值，人们不会认为这些内在方向是达到目的的手段，也就是说仅仅追求本身就是有价值的。个人在生活中与价值接触越多，就越可能采取改善生活的行动。

目标：目标是一个人或一群人设想、计划和承诺实现的理想未来或结果。通常，实现这些目标伴随着超越目标本身的额外激励。

规划：规划指的是设想和构思行动计划，以达成预期的未来结果。规划是从被激励采取行动，跨向实际采取行动之间的桥梁。

与适应不良的动机风格的例子一样，适应良好的动机风格的例子还有很多。这个阶段，重要的是识别来访者的动机组成部分，并明确如何将这些组成部分纳入来访者的模式。在动机维度上探索变异、选择和保留方面的问题时，你可能会发现以下这些问题在会谈中对来访者很有帮助。

指导性问题 ○ 动机

探索变异中的问题——当来访者在困境中挣扎时，是否存在典型的适应不良的动机模式，或者是否存在某种本可以有所帮助的适应良好的动机模式却未能出现？在动机领域中是否存在僵化的倾向或缺乏健康的变异？

探索选择中的问题——网络中存在的适应不良的动机风格的功能是什么？当适应更为良好的动机风格出现的时候，会起到什么作用？

探索保留中的问题——在动机领域中，这些主导模式如何在网络模型中支持、促进或维持来访者网络模型中的问题？那些适应更为良好的动机形式，在出现的时候，为什么没有被保留下来？网络的哪些其他特征会对偶尔出现的积极改善得以保留造成干扰？

行动步骤 5.2 动机

考虑与之前相同的问题领域，现在专注于动机模式，看看你是否可以将上述三组指导性问题应用到你选择的问题领域的动机维度上。针对每个问题写一段话。

示例

变异中的问题：在与他人的交谈中，我主要关心的是不要让自己难堪，或是不要说愚蠢的话。我希望别人喜欢我。我也想表现得真诚和真实，但只要恐惧的情绪出现，我就很难做到。

选择中的问题："不让自己难堪"的动机是避免被别人拒绝和嘲笑。这种动机主要是基于我不想要什么，而不是我想要什么。我的另一个想要表现得真诚和真实的动机，是建立真正的连接，但是这个动机常常被我想要回避受伤所掩盖。

探索保留中的问题：每当我没有让自己难堪时（难堪的时候居多），我就会更加相信，这是因为我时刻在留意监督自己。每当我感到难堪的时候，我就会归因于我没有尽力避免尴尬。不论是哪一种情况，我的动机都得到了强化。

显性行为维度

来访者的行为方式从根本上决定了其生活境况。朱莉就是如此。谈话进行到这个阶段，我们已经找到了显示朱莉在困境中挣扎时会选择某些行动方式的一些因素。

例如，朱莉往往不会为自己辩护，她甚至往往会完全回避棘手的对话，这也让她在困境中更加挣扎。然而，朱莉的故事中还有很多其他信息。在接下来的对话中，我们了解到另一个因素，这个因素影响了朱莉的处境，也强化了她的网络。

治疗师：我们来做个小实验。这个实验不需要任何设备，对于怎样带来改变，可能给你提供一些深刻的见解。

朱莉：好，没问题。

治疗师：假设我手里拿着把枪。再假设我把枪指着你，我对你说我将会开枪，除非你有足够的自信来维护你自己。我说的是真正的自信，而不是虚假的自信。所以，除非你有真正的自信，否则我就会开枪射击你。你觉得事情会怎样发展？

朱莉：嗯，你可能会朝我开枪。

治疗师：是的，没错。我会注意到你没有十足的自信，然后会射杀你。现在假设我们所做的略有不同：我将会射杀你，除非你真的相信你有能力在我面前维护你自己，而且出于某种原因，我能够分辨你是不是装的。现在你觉得会发生什么？

朱莉：我想我会再次被射杀。

治疗师：我同意你的说法。所以，这里没有赢家。现在我们再试最后一次，但这次我要告诉你，除非你说“不”，否则我就向你开枪。不用解释很多，不用有坚定的面部表情，只用说出“不”。你觉得自己能够做到吗？

朱莉：当然了。我可能会想哭，但是我会说“不”。

治疗师：这个小实验的目的，在于说明改变具体的行为，比改变思维和感受要容易得多。如果我们想要改变，通常最好从观察行为（我们实际上做的事情）开始。让我们看看当你纠结挣扎的时候，你实际上在做什么。到目前为止，你提到过你往往会回避棘手的对话，你不会为自己辩护。

朱莉： 对。

治疗师： 这些事情其实就是不要做什么——不要表达自己，不要参与棘手的对话。当你和某人的相处出现问题的时候，你实际上会怎么做？

朱莉： 我只会试图取悦他人。我丈夫称我是“取悦者”。尽管他也会这么做，比如告诉我不要去参加会议，但是我想这样做确实惹恼了他。我知道如果我说，“我会去参加会议的”，他就会让步的，但是我在情绪上真的很难受，特别是在我已经觉得很紧张的时候。这就是我来这里寻求治疗的原因。我知道我必须做出行为上的改变。

在最后的这部分谈话中，我们了解到朱莉的情况中一些更为重要的事情。我们了解到朱莉经常表现得很被动，会回避冲突和棘手的对话。相反，她常常取悦他人——当她害怕别人反对她的时候尤其如此。如果我们将这个新元素，以及其和其他因素的关系添加到朱莉的网络模型中，并突出显示围绕显性行为的因素，这个模型图可能会类似图 5–4。

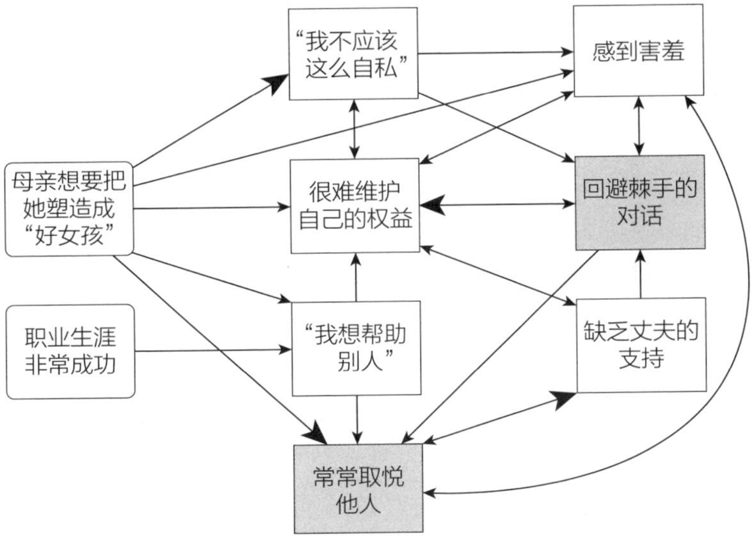

图 5–4　显性行为维度

当然，朱莉不愿表达自己的需求和愿望，也不愿进行棘手的对话，这从根本上给她的人际关系造成了困难。此外，多种因素造成了她总是去取悦他人，这些因素包括成长环境、帮助他人的愿望以及不愿意进行棘手的对话（因此，所有这些关系都用简单的单向箭头来描述，尽管她母亲的影响可能是最主要的因素）。此外，当朱莉的丈夫不赞同她时，她会加倍想讨好他。而与此同时，她的取悦还让丈夫反感。换言之，“缺乏丈夫的支持”和“常常取悦他人”这两个节点，相互影响并强化（因此这个关系用双向箭头来描述）。当朱莉感到害羞的时候，类似的事情也会发生。害羞的感受会让她更多地取悦他人，这又反过来助长了她基于恐惧的一些感受（即如果情境是完全“安全的”，她就不需要首先去取悦他人，因此她“证明”自己害羞的感受是合理的）。因此，这个关系也用双向箭头来描述。

来访者的行为常常是他们在困境中苦苦挣扎的中心，朱莉也是如此。她不愿表达自己的需求，不愿参与对抗，同时又常常“取悦他人”，这维持并促使她在困境中苦苦挣扎。尽管如此，这些行为——适应不良同时从长期看加剧了痛苦——对朱莉起到了重要作用。通过不参与棘手的对话，她从可能发生在那一刻的困难的想法、感受和其他内部体验中解脱出来。换言之，朱莉的被动风格是帮助她回避不适感的应对机制，也是她重复这种行为的部分原因。

许多适应不良的行为从短期看是有安慰作用的，但是会造成长期的代价。注意所有这些造成朱莉所处情境的原因，将在关联了其他数据的功能分析的语境中，得到更为适当的分析。在这个阶段，重要的是要注意，那些从长期看加剧了痛苦的行为，常常在短期看是积极的。

思考下面这些适应不良的行为风格的例子。

回避：回避指的是人们回避可能接触令人不悦的想法、感受和其他内部体验的情境的行为风格。通常，这种回避行为在短期内是令人愉快的（因为摆脱了不愉快的体验），但在个人目标和整体福祉方面付出了长期的代价。

冲动：冲动是指个人出于一时冲动草率行事的行为风格。这种行为通常在短期内是令人愉快的，但由于常常过于草率，会损害更重要的长期目的和目标。

拖延：拖延指的是个人推迟实现目的和目标的行动，以避免接触不舒服的内部体验，如压力、焦虑、紧张和无聊。拖延往往会消耗大量的时间和精力，同时推迟预期的未来结果。

当然，还有更多适应不良的行为风格的例子，本书同样不能详尽涵盖。这些例子的共同点是，短期内摆脱了当前的不适感，但从长期看维持了不适感，强化了适应不良的行为风格，并形成了循环。同样，来访者选择适应不良的行为风格并不是非理性的，只是这样的行为风格不利于来访者实现自己的目标。

就像适应不良的自我风格和动机风格一样，对于适应不良的行为风格，除了指出它们，还需要找出特定行为的功能，并提供可行的替代策略，使更广泛、更灵活的行为成为可能，从而产生更大的变异。同样，实现这一目标的方法有很多，这里无法详尽涵盖，所以我们只看几个适应良好的行为风格的例子。

承诺：承诺是指个体对自己或他人保证做出某种行为，以实现期望的未来结果。通常，这种保证伴随着具体的行动计划，说明何时、在何地、如何行动，只有这样个体才最有可能成功。

行为激活：行为激活指的是个体不一定受内在体验（如想法、感觉或其他冲动）的驱动，而从一开始就采取行动。这种治疗干预经常被用于治疗抑郁的来访者。

问题解决：问题解决指的是一种行为方式，通过这种方式，个体参与为难以应付的问题寻找解决方案的过程。通常，个体心中会有一个为之努力奋斗的理想结果。

和适应不良的行为风格的例子一样，适应良好的行为风格的例子也有很多。在治疗的这个阶段，重要的是识别来访者的行为组成部分，并且明确如何将这些组成部分纳入来访者的模式。在行为维度上探索变异、选择和保留方面的问题时，你可能会发现下面的问题在会谈中对来访者很有帮助。

指导性问题 ○ **显性行为**

探索变异中的问题——当来访者在困境中挣扎时，是否存在典型的显性行为模式，或者是否存在某种本可以有所帮助的显性行为模式却未能出现？在显性行为模式或习惯领域中是否存在僵化的倾向或缺乏健康的变异？

探索选择中的问题——网络中适应不良的显性行为风格的功能是什么？当适应更为良好的显性行为风格出现时，会起到什么作用？

探索保留中的问题——在显性行为领域中，这些主导的模式如何支持、促进或维持来访者网络模型中的问题？那些适应更为良好的显性行为模式，为什么在出现的时候没有被保留下来？网络的哪些其他特征对偶尔出现的积极改善得以保留造成干扰？

行动步骤 5.3 行为

看看你是否可以将上述三组指导性问题应用到你选择的问题领域的显性行为维度上。针对每个问题写一段话。

示例

变异中的问题：在社交场合感到紧张时，我要么过度补偿，试图成为房间里最风趣幽默的人，要么会退缩，经常找借口回家。我几乎每次采取的方式都是两者其一。

选择中的问题：我过度补偿，希望别人更喜欢我，以及建立亲密的关系。另外，我会为了免受他人的伤害而退缩。在被别人拒绝之前，我会先拒绝自己。

保留中的问题：当我过度补偿而他人做出积极反应时，我认为这一定是因为我在假意作秀。然而当他人做出消极反应时，我就会认为一定是因为我不够努力。无论哪种方式，行为都得到了强化。每当我退缩时，紧张和恐惧就会消散。因此，行为就得到了强化。

朱莉的功能分析

在本章中，我们已经用很多方式对这个案例做了功能分析。朱莉面临的紧迫问题和担忧的更大模式，是屈服于一些不合理的要求，并且如果一些对话需要她坚持维护自己，她就回避棘手的对话。这种模式和她在原生家庭的成长史有关，在原生家庭中，她受到了相当强势的养育方式，让她做一个不能“自私”的“好女孩”。

因为有这样的成长史，对朱莉来说维护自己不仅让她很容易产生自己很自私的想法，还会让她觉得这样的行为让她有不被爱、不被关心的风险。即使是以牺牲自尊或者无法发挥像她这样出色的专业人士的能力为代价，回避关于她自己需求的棘手对话，也会让她感到“安全”，而且表面上看起来是爱她的表现。这并不完全是发生在朱莉的“头脑中”，而是在她经历的社会偶然事件中。这是一种有社会支持和性别偏见的叙事，这种叙事开始于她的母亲，在丈夫那里得到了延续。但是改变这些偶然事件，也需要朱莉做出行为上的改变。

朱莉的核心动机是帮助别人，她在职业方面和个人方面也都这样做了。她来接受治疗，是因为她想去参加会议的愿望被丈夫阻止了。问题是在朝着帮助别人的目标而采取的一些行为，会唤起她这样做是“对抗别人”的想法。而这样就又回到了取悦他人，以及回避棘手对话的问题上——这就让整个系统结合在了一起。

案例的最后一部分，治疗师关注了显性行为，强调了相对于习惯性的想法或感受，显性行为更容易改变的观点。然而，除非行为的改变与更深层次的动机相连接，否则这种改变不会持续下去，而更深层的动机将会指导解决其自我叙事的潜在问题。

扰动这组功能关系的方法之一，是在 EEMM 模型的相关维度上引入变异，目的是选择和保留适应更为良好的替代选项。一个可能会有效的方法是，在治疗中安排朱莉与丈夫进行“棘手的对话”，尤其是朱莉能将自己在职业和个人层面向前迈进的动机与帮助他人的愿望联系起来。坚定地维护自己，对她“做自己”以及奉献他人来说是必要的。我们尚不知道，朱莉和丈夫之间基于价值的真诚开放的对话，是否会改变他们之间的关系，或是改变朱莉的自我叙事。但是，现在是时候找出答案了。

自我、动机和显性行为维度

让我们回到你在自己生活中发现的问题。请根据你在行动步骤 5.1 至 5.3 中所写的内容画出 EEMM 模型的一部分，并填写与你的问题相关的维度如表 5-1 和表 5-2 所示。就像在第四章中一样，你的问题可能不会在所有维度或所有竖列中都有很好的体现，所以我们仍然不包括保留和语境两列。此外，我们在这里关注的是适应不良的区域，但如果你愿意，你可以添加你可以做的适应良好的事情。

表 5-1 你的 EEMM 模型

	适应不良	
	变异	**选择**
自我		
动机		
显性行为		

示例

表 5-2 EEMM 模型示例

	适应不良	
	变异	**选择**
自我	我觉得自己是个彻底的失败者，自己就是不够好。这些想法好像非常有说服力	通过首先拒绝自己，我保护自己免受他人的伤害
动机	我最担心的是不要让自己难堪，或者不要说一些愚蠢的话。我希望别人喜欢我。我也想表现得真诚和真实，但恐惧让我很难做到	我不想被拒绝或被嘲笑。我也想表现得真诚和真实，建立真正的连接，但这个动机经常被掩盖
行为	我要么过度补偿，努力成为房间里最风趣幽默的人，要么退缩，经常找借口回家	我过度补偿，是为了让别人更喜欢我，建立亲密的关系，而退缩是为了不再受到伤害

第六章

生物生理学和社会文化层级

***

迈克尔过去曾经酗酒并患有认知障碍。他很难保持注意力，容易分心，而且近期变得很健忘。他现在担心酗酒多年最终还是让他的身体受到了损伤，留下了深层的影响。

在前两章中，我们探讨了扩展进化元模型的六个维度（即认知、情感、注意、自我、动机和显性行为）。在本章中，我们通过增加生物生理学和社会文化两个层级来扩展我们对 EEMM 模型的理解。这两个层级为六个维度设定了语境，从根本上影响了来访者的处境和整体健康。

顺便提一句，你可能已经注意到，我们使用了一个相对不常见的术语——生物生理学，用于亚有机体水平的分析。我们这样做是因为“生理学”一词范围过于狭窄（人们通常不把遗传学中的进化史当作“生理学”的一部分），但“生物学”又过于模糊和包罗万象，经常被用在整个有机体的层级上（例如，许多心理学家会很自然地把所有的心理学归类于“生物学”范畴）。生物生理学很少被用作专业术语，而经常被用作一个通用术语，其用法类似于本书中的使用方式，涵盖了从毫秒到亿万年的时间尺度的分析级别。

在下文中，我们将会看到迈克尔的酗酒史如何持续影响他，也会了解到生物生理学相关行为及其社会文化背景在其中发挥的作用。我们先来看看治疗师和迈克尔的对话，并将收集到的信息整理成一个网络模型。

迈克尔在早晨的脑雾状态

治疗师：你今天为什么来到这里？

迈克尔：说实话，是我的医生建议我来的，因为你也许能帮到我。

治疗师： 不如你先说说我能为你做些什么。

迈克尔： 好的，当然。最近，我更加频繁地感到“早晨有恍惚状态”。我不能像以前那样集中注意力，我会分心，状态比平常差。这让我太沮丧了，我开始担心这会影响我的工作表现。

治疗师： 你是做什么工作的？

迈克尔： 我经营一家纸张供应公司，做得很成功，公司正处于上升期。我有相当规模的员工，我的主要工作是监督、管理资源，并确保一切顺利运行。

治疗师： 所以，可以说这份工作需要你全身心投入。

迈克尔： 是的，可以这么说。我感觉自己状态不太好，不能完全投入，我担心这可能会对我的公司造成一些影响。

治疗师： 当你发现自己不像以前那样专注时，开始担心自己的工作表现。

迈克尔： 是的。我白手起家建立了这家公司，甚至现在发展得非常成功。但如果我不能集中精力，我就无法正常地经营公司。正如我刚刚说的，我为此感到非常沮丧，接着更加担心，而这又加剧了我的沮丧（轻声笑了笑）。

对话进行了几分钟，我们就已经了解了关于迈克尔处境的一些重要细节：迈克尔因为有“早晨的脑雾状态”而无法集中注意力。此外，我们还了解到迈克尔是一位非常成功的企业家，经营着自己的纸张供应公司。早晨的脑雾状态是一个问题，让迈克尔感到挫败，从而担心自己的工作表现。挫败感似乎进一步加剧了迈克尔的担忧，这反过来又增强了他的挫败感。把迈克尔案例中的这些元素（以及这些元素之间的潜在关系）纳入一个网络，可能会得到类似图 6-1 的模型图。

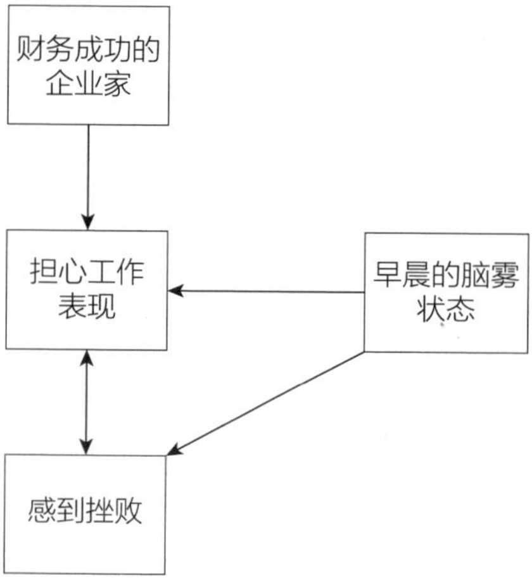

图 6-1　迈克尔的初始网络模型

治疗师：你提到非常担心自己的工作表现。当这种担忧出现时，你是怎么做的？

迈克尔：我觉得我不能做什么，只是不得不面对它。我不是来谈论我的担忧的，我来这里是因为我不能再像以前那样工作了。

治疗师：好吧，那我们来谈谈你的工作和早晨的脑雾状态。你认为这种状态出现的原因可能是什么？

迈克尔：实际上我有个让自己害怕的推测。几年前，我有点酗酒，几乎每天都喝烈性酒。我认为可能与此有关。

治疗师：你现在戒酒多久了？

迈克尔：大约五年。当时我开始参加戒酒互助会，现在我仍然每周参加。这让我有了很大的改变。但是现在我担心过去的这段经历可能已经对我造成了不可挽回的伤害，可能是早期阿尔茨海默病什么的。

治疗师：所以，你认为过去曾经酗酒的这段经历，可能导致你精神恍惚？

迈克尔：是的，我最近睡眠也有些问题，这同样使我感到疲惫不堪。

治疗师：能多跟我说说你的睡眠问题吗？

迈克尔：我一直是睡眠时间较少的人，我每天睡眠时间一直不长，每晚睡大概六个小时。但是最近只能睡大概五个小时，甚至连入睡都困难。

在与治疗师的交流中，迈克尔透露了一些新的重要细节，可以用来拓展他的网络模型。我们已经了解到，迈克尔早晨会有精神恍惚的状态，可能跟他过去酗酒的经历有关。他过去有段时间曾经每天都喝烈酒，但截至目前已经戒酒五年了。尽管如此，他仍然每周参加戒酒互助会，因为他觉得这对他有帮助。我们还了解到，迈克尔难以入睡，每晚只睡五个小时，这可能会使他“早晨的脑雾状态”更加严重。由于睡眠质量与集中注意力的能力相关，我们认为“睡眠问题”对“早晨的脑雾状态”可能会造成很大的影响。最后，迈克尔说他需要自己来解决这个担忧。迈克尔的担忧可能透露出他没有能力主动寻求帮助，也没有能力建立起一个自我关怀的环境支持系统。在治疗的这个阶段，这仅仅是一种假设。随着治疗的持续进行，我们将进一步澄清这个假设。如果我们将这些新元素（以及元素之间的关系）添加到迈克尔的网络模型中，我们大概会看到如图 6–2 的模型图。请注意，迈克尔的酗酒史节点边缘是圆弧形的，用来表明这个节点是调节变量。

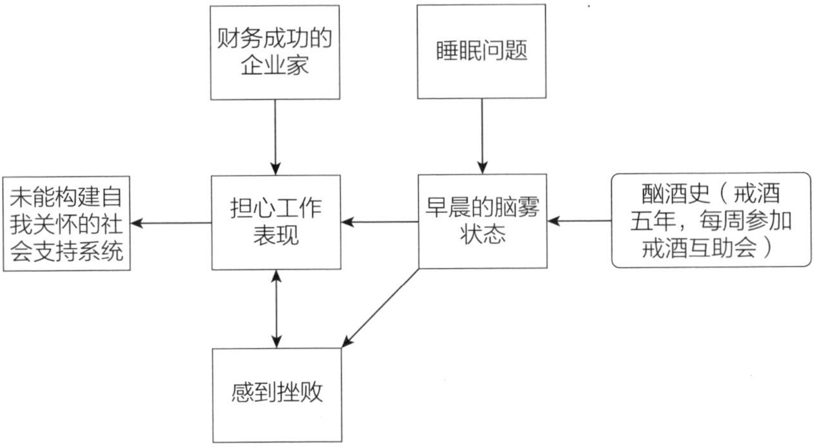

图 6–2　迈克尔经过拓展的网络模型

生物生理学层级

我们所说的“身体”和所说的“心灵”是同一个系统的两个层次，它们从根本上是相互联系的，你处理其中一个必然会影响另外一个。这是我们在生物生理学层级对扩展进化元模型进行分析的出发点，根据这个出发点，我们可以探索来访者的生理习性、来访者怎样对待自己的身体，以及他们的生理机能如何影响其整体健康。当然，遗传差异总是在决定来访者的弱势和优势方面发挥着重要作用。通过表观遗传标记，基因表达受到了影响。在某些领域，来访者的父母和祖父母可以通过其行为选择和经历来影响来访者，甚至这些行为选择和经历可以发生在来访者出生之前。例如，在某种程度上，来访者的食物偏好可能是由祖父的饮食习惯造成的，而不仅是家庭传统和文化的问题。

生物差异在塑造来访者的生活方面发挥着重要的作用。随着表观遗传学和大脑回路的作用越来越为人所知，并且其作用可被人为改变，这一层级的分析将变得更加重要。但是目前，当涉及生物生理学干预时，治疗师几乎总是将重点放在相同的三个方面：饮食、锻炼和睡眠。

所有这三个方面都从根本上影响一个人的生理健康。如果这些方面中的任何一个状态不佳（更不用说三个方面都不正常了），来访者都几乎会立刻感受到影响。此外，来访者生活方式的选择，会极大地影响他们的身体健康（或产生积极影响，或产生消极影响）。像定期冥想和洗冷水澡这样的练习，可能会提高来访者的健康水平，而久坐或吸烟往往会降低身体健康水平。简言之，治疗师在探索生物生理学层级时需要考虑很多因素。所以，让我们看看在治疗会谈中，当治疗师与迈克尔一起在探索生物生理学层级的这些特征时，可能会是什么样子。

治疗师：我们都知道，我们对待自己身体的方式，决定了我们对自己会有什么样的想法和感受。

迈克尔：是吗？所以会怎样？当然。如你所见，我有大肚腩。过去常常喝酒的那段时间体重增加了一些，之后一直没能再把体重减下去。

治疗师：我觉得这可能是你在困境中挣扎的原因之一。要知道，说到照料我们的身体，最重要的总是同样的三件事：饮食、锻炼和睡眠。我们已经讨论过睡眠，所以我们可以跳过这个。你觉得你的饮食怎么样？你平时都吃什么？

迈克尔：这得看情况。我知道我蔬菜可能吃得不够多。我脑子里想很多事情，但没有考虑到健康饮食。我总是吃外卖，尤其是工作压力大的时候。

治疗师：比如什么样的外卖？

迈克尔：我喜欢南方菜和所有肉类。我的家人平时就吃这些东西，所以我在家也会做这些。但即使我在餐馆里吃其他种类的食物，吸引我的也是油炸类和肉类食物。我非常喜欢一家意大利餐厅，餐厅里有意大利辣香肠比萨，我还喜欢一家很棒的中国餐厅，餐厅里有香酥鸭。

治疗师：明白了。你点餐的时候通常会喝什么？

迈克尔：主要是可乐，或其他任何种类的汽水。当我因为棘手的工作而停滞不前时，我就特别爱喝汽水。我觉得汽水真的帮助我度过了那个困难时期。据说酒精和糖类似，而我会用汽水来满足对糖的渴望。从我戒酒以来一直都是这样。

治疗师：那么锻炼呢？你做运动吗？

迈克尔：并没有。我二十多岁的时候曾经运动过，但是现在因为工作和其他原因，我没有时间运动。从某种意义上说，有大肚腩让我更难开始做运动了。我知道，我总得找个机会开始运动。

治疗师：你认为需要发生什么事情，你才能重新开始运动？

迈克尔：其实不用发生什么。我只是应该开始运动。我不喜欢那些花哨的减肥计划，自己就应该能做到。我的家庭就是这样做事的：直接行动。而我只是必须开始行动起来。我前不久做了体检，我的医生建议我来找你。我一直患有高血压，而且我也说过，我已经有大肚腩了。我父亲就是糖尿病患者，我的医生担心我也会重蹈覆辙，患上糖尿病。

通过这部分对话，我们收集到了新的内容，可以加入迈克尔的网络模型中，以进一步了解这个案例。我们了解到迈克尔在过去的几年里体重一直超重，这可能是由于他吃得不健康且缺乏锻炼。此外，也可能是他过去酗酒经历所造成的无法摆脱的后遗症。他偏爱的“南方菜”大多是肥肉，他还总是吃外卖，尤其是在工作压力大的时候，这些外卖中大部分都是肥肉或含糖汽水。他睡眠质量不好也可能导致了现在的饮食习惯，而不良饮食习惯反过来也可能会导致他睡眠出现问题。

迈克尔不相信团体活动能帮助他减肥或者多运动，相反，他认为这些事情是他“自己就应该能做到”。这可能再次表明，他未能建立一个自我关怀的社会支持系统（这听起来可能有点讽刺，因为他在戒酒互助会上有积极的体验，所以直到今天他仍然参加互助会）。尽管如此，他必须靠“自己”做事的信念，可能会让他成为一个财务上成功的企业家，而他的成功可能会进一步强化他自己行动的态度。

因为缺乏锻炼，迈克尔可能会出现更多早晨的脑雾状态。同时因为这种状态，他可能会一开始就很难锻炼（这就是为什么这种关系也用双向箭头来描述）。体重超重似乎也让他很难开始锻炼。需要注意的是，缺乏锻炼会直接导致他出现睡眠问题。最后，迈克尔诉说患有高血压，这可能是体重、饮食习惯、缺乏锻炼和酗酒史的直接结果。

随后，我们现在将这些新元素（以及元素之间的相互关系）添加到迈克尔的网络模型中。如果我们突出显示那些属于生物生理层次的节点，我们大概会看到如图 6–3 所示的网络模型。

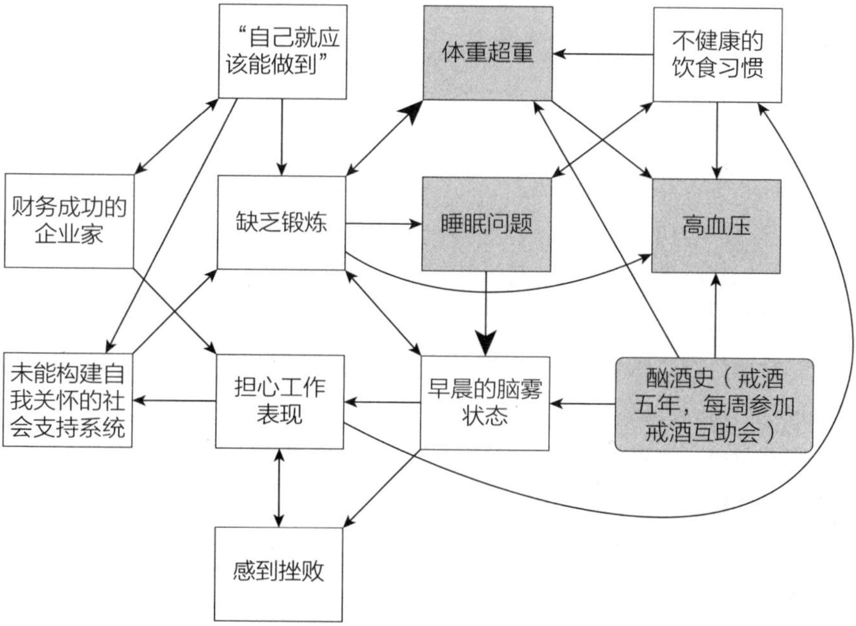

图 6–3　生物生理学层级

如你所见，迈克尔的网络模型变得更加复杂和详细，这让我们对他的情况有了新的认识，也进一步了解到是什么维持并加剧了他在困境中的挣扎状态。很明显，迈克尔忽视了身体健康，不注意照顾自己。结果，他出现了睡眠问题，体重超重，患上了高血压，这些最终都可能导致迈克尔在早晨出现脑雾状态。

现在网络模型已经变得更加复杂，我们可以识别几个自我强化的循环。在最中心的循环中，迈克尔早晨的脑雾状态加剧了他对工作的担忧，这反过来又强化了导致他忽视照顾自己的过程，然后加剧了他的睡眠问题，进而加剧了他早晨的脑雾状态。此外，在“缺乏锻炼”和“体重超重”之间存在一个自我强化的循环，即迈克尔缺乏锻炼会导致他超重，反之亦然。同样，在其他因素之间也存在着自我强化的循环，比如“缺乏锻炼”和“早上的脑雾状态”，“睡眠问题”和“不健康的饮食习惯”，“财务成功的企业家”和“自己就应该能做到”的信念。

迈克尔早晨的脑雾状态造成了另一个更复杂的自我维持的子网络，即早晨的脑雾状态使得他更难开始锻炼，从而加剧了他的睡眠问题，而这又再次加剧了他早晨的脑雾状态。最后，迈克尔的缺乏锻炼也造成了一个子网络，即缺乏锻炼加剧了他的睡眠问题，导致了不健康的饮食习惯，从而使他体重超重，这也让他更难开始锻炼。

迈克尔的网络模型目前还不完整，在本章后面内容探讨社会文化层级的作用时我们将再次对其进行扩展。目前，重要的是要注意迈克尔的生物生理学层级对健康的深远影响。他早晨的脑雾状态（以及其他相关问题）直接受到身体健康等因素的影响，并因这些因素而维持并加剧。因此，治疗师可以建议迈克尔加强自我关怀，让早上头脑更清醒一些，更能集中注意力。此外，治疗师可以进一步探索和识别阻碍迈克尔采取措施来改善身体健康的因素和障碍。本章后面内容将在功能分析中更深入地分析所有元素。

来访者的生物生理学层级的状态深刻地影响着他们的心理健康。具体来说，以下三个方面非常重要。

饮食：“人如其食”不仅是一句俗语，也是事实。我们所摄入食物的质量（以及分量）不仅从根本上影响了我们的体重，而且影响了我们的整体健康，从而影响了与我们心理健康相关的各种过程。特别是在美国，人们一般在饮食中加入太多的糖和盐，而健康的营养物质太少。

锻炼：定期锻炼对我们身心健康的好处已经得到了充分的证明。那些不经常锻炼的人，随着年龄的增长，他们的身体可能会变得笨重、不灵活并且僵硬。即使在短期内，人们的运动水平对他们的身体和精神健康也有很大影响。

睡眠：我们需要充足的睡眠才能正常工作。每个人需要的睡眠时间可能不同，但毫无疑问睡眠对我们身心健康非常重要。来访者是否有足够的睡眠时间，以及睡眠质量是否良好，可能是让来访者状况改善或者恶化的重要因素。

当然，我们还需要探索生物生理学层级上的许多相关领域。例如，除了前面提到的因素外，来访者一天的活动（如久坐、吸烟、冥想）也会从根本上影响他们的身体健康。本书的目的不是详细描述帮助或损害来访者身体健康的多种方式，相反，我们想指出的是生物生理学层级在引发、维持和加剧来访者处境方面发挥的作用。

仅仅指出导致来访者身体健康状况不佳的方式是不够的，就像仅仅指出吸烟会导致癌症，很难说服吸烟者戒烟。相反，你需要明确特定行为的功能（或特定行为缺乏的功能），并帮助来访者建立有效的替代策略，使其行为更加灵活，以符合其生物生理学目标。

治疗到了这个阶段，重要的是识别来访者与生物生理学水平有关的组成部分，以及明确如何将这些组成部分纳入来访者的整体模式。

当你探索来访者在生物生理学层级上的问题时，你可能会发现以下的指导性问题在和来访者的会谈中有所帮助。

指导性问题 ○ **生物生理学层级**

探索变异中的问题——当来访者在困境中挣扎时，他们会表现出什么样的生物生理学相关模式，或者是否有某种本可以有所帮助的模式却未能出现？这些生物生理学相关的行为模式是否存在僵化的倾向或缺乏健康的变异（例如，未能尝试更健康的饮食，不愿意探索运动的方法）？

探索选择中的问题——来访者网络中存在问题的生物生理学相关行动的功能是什么？例如，缺乏锻炼是否让他们避免面对对自己身体的羞耻感？不健康的饮食习惯是一种文化吗？当出现适应更为良好的生物生理学相关模式时，它会起什么作用？

探索保留中的问题——这些主导的生物生理学相关模式如何支持、促进或维持来访者网络模型中的问题？当适应更为良好的生物生理学相关模式出现时，为什么没有被保留下来？网络的哪些其他特征会对偶尔出现的积极改善得以保留造成干扰？

为了探索这些关键问题，你还需要深入了解与生物生理学相关的关键行动。这些问题更多是常识性的，其中包括：

探索饮食中的适应良好和适应不良的模式

你每天吃什么健康 / 不健康的食物？

你什么时候会暴饮暴食或节食，以及频率如何？

你都喝些什么？喝多少？

探索锻炼中的适应良好和适应不良模式

你平时运动吗？多久运动一次？

你做什么类型的运动？

你的运动强度如何？

你运动 / 不运动有多久了？

探索睡眠中的问题

你的睡眠状况如何？

你是否入睡困难？

你什么时候入睡 / 起床？

睡醒后感觉精力充沛吗？

探索其他与健康有关的习惯问题

你有服用任何药物吗？如果有，服用的是什么药物，多久服用一次，服用剂量多少？

你一天坐着的时间有多久？

你有冥想的习惯吗？如果有，多久冥想一次，一次多长时间？

你在户外花多少时间？

你采取什么方式进行放松？

行动步骤 6.1 生物生理学层级

让我们回到你在自己生活中发现的存在问题的领域。考虑上面三组指导性问题，并回答每个与变异、选择和保留有关的问题。这些答案可能与你的问题有关吗？如果有关，请写出这些领域如何限制或促进健康变异以及对积极改善的选择和保留。

示例

变异中的问题：当我感到害怕时，我注意到有些胃痉挛。体内的一切都好像绞在一起。我感觉心跳加快，出汗增多，而且我注意到我变得焦躁不安。

选择中的问题：我觉得我的身体正在让我为应对危险做好准备。我的身体想要保护我，但是实际上让我更难应付当前的处境。

保留中的问题：当我因太恐惧而难以承受时，就会离开。我几乎总是被恐惧控制，因此恐惧和生物生理学症状仍然存在（甚至越来越强）。在困境中挣扎时，我因太激动而无法平静下来，而且无法放松。

社会文化层级

我们成长的家庭和文化背景，持久地影响着我们看待和对待自己以及一生中遇到的挑战的方式。即使我们离开了家庭和文化，我们的社交网络（如朋友、邻居、同事）和我们选择生活于其中的新文化也会继续影响我们的心理健康。这就是任何有关心理健康的对话必须涉及社会文化层级才有可能完整的原因。

在 EEMM 模型的这一部分，我们思考了来访者的社会语境，以及来访者如何通过社会和文化信仰来给他们在困境中的挣扎和改善之路赋予意义。当然，不同的文化对困难的想法、情绪和其他内在体验的接受程度不同——尤其是当这些体验涉及性别、道德、种族身份和社会地位等内容时。结果，来访者的心理状态可能会向更慈悲、更灵活的方向发展，也可能会向带着更多评判和更僵化的方向发展。

除了来访者（以及他们所属的社交网络）的文化信仰之外，调查来访者体验到的社会支持水平也很重要。即使在一个特定的文化中，社会支持水平也存在很大的个体差异，这也是塑造个体应对困难能力的另一个关键因素。

在接下来的对话中，治疗师将探索塑造迈克尔的社会文化语境，以及作为一个非裔美国人，他的身份如何对健康产生影响。

治疗师：我们已经谈论了你的身体状况如何影响健康，但是还有其他一些因素可能发挥了重要作用，比如你的想法和信仰。如果你愿意的话，我想用我们剩余的时间来重点谈谈这些因素。

迈克尔：好的，我听着呢。

治疗师：你提到团体活动或减肥计划不适合你。对于减肥，你“需要的只是开始采取行动”。甚至在之前，你还提到你所忧虑的事情必须“自己就应该能做到”。听起来好像你习惯独自解决问题。

迈克尔：嗯，是的。我一直都是这么做的。没人会替我做这些事情。

治疗师：明白。这种方法似乎在你的工作中很有效，你通过这种方法成功地建立了自己的事业。你总是依靠自己解决问题吗？你的家庭就是这样解决问题的吗？

迈克尔：是的，我想是的。我的父母并不富有，必须打几份工来维持生活，我和姐妹们成长的环境比较贫穷。我的父母受教育的程度并不高，但是他们总是有一种自强不息的心态。这给我留下了深刻的印象。

治疗师：人们常常会沿袭父母的工作心态。例如，你的成长经历表明“自己动手”的态度在创业时是有用的，但在自我关怀这样的事情方面，这样的心态有可能会让问题复杂化，因为有些事情在社会或在专业支持下更容易完成。

迈克尔：嗯，这倒是真的。但我还是认为没必要。有些项目总是被包装得很“高大上”，但我不需要参加慢跑小组也知道该如何走路，我知道如何使唤我的双腿。

治疗师： 这个说法很有趣。这也是你从家庭那里学到的吗？

迈克尔： 也许是的。我的家庭并不富裕，在我父亲那一代，一个人如果自命不凡或表现得好像自己比他人优越的样子，那一定会被打。至少我父亲总是这么说。我的意思是，我从没见过这样的情况，但我父亲见过。

治疗师： 我能问问你的家人是如何谈论偏见的吗？

迈克尔： 我的家人从来不喜欢谈论棘手的话题。他们只是激励我要努力工作，而且教我喜欢吃油腻的食物！（大笑起来）严肃点来讲，他们教我要保持低调和专注，但他们并不是完全开明的人。比如，他们不知道我是同性恋者，我觉得他们不会理解的。他们对我生活中的许多事情并不真正了解，因为他们仍然思想守旧。没关系，我觉得戒酒互助会的人更像我的家人。

最后一段对话为我们提供了新信息，可以进一步构建迈克尔的网络模型。例如，我们了解到迈克尔的非裔美国同性恋者身份影响了他与家庭的关系以及他的社会价值。由于迈克尔的种族和性别认同，以及他的家庭和社会价值是调节变量，所以我们将这些因素放在圆弧形边缘的节点中。迈克尔似乎有两个核心信念可以解释并维持他的僵化行为。第一，迈克尔似乎相信他应该能够自己解决问题，这种“自己就应该能做到”的态度帮助他成为账务上成功的企业家，但是这样的态度也妨碍了他建立自我关怀的支持系统，阻碍了他去参加健身小组或者减肥项目。第二，迈克尔似乎坚信“不要表现得比他人优越”。虽然表面上看起来很谦逊，但这种信念可能会再次阻碍他去参加那些可以帮助他加强锻炼和减肥的支持小组。这两种信念似乎相互关联并相互影响，因为迈克尔似乎已经在这两者之间建立了一种联系，即“不要表现得比他人优越”意味着要“自己就应该能做到”（因此在图 6–4 中我们用双向箭头来表示这两者间的关系）。最后，迈克尔在一个题外话中提到，他的家人教会他喜欢“油腻的食物”，他可能受到了这个影响，从而形成了不健康的饮食习惯。如果我们将这些新元素添加到迈克尔的网络模型中（并突出显示那些属于社会文化层级的节点），我们可能会看到如图 6–4 所示的网络模型。

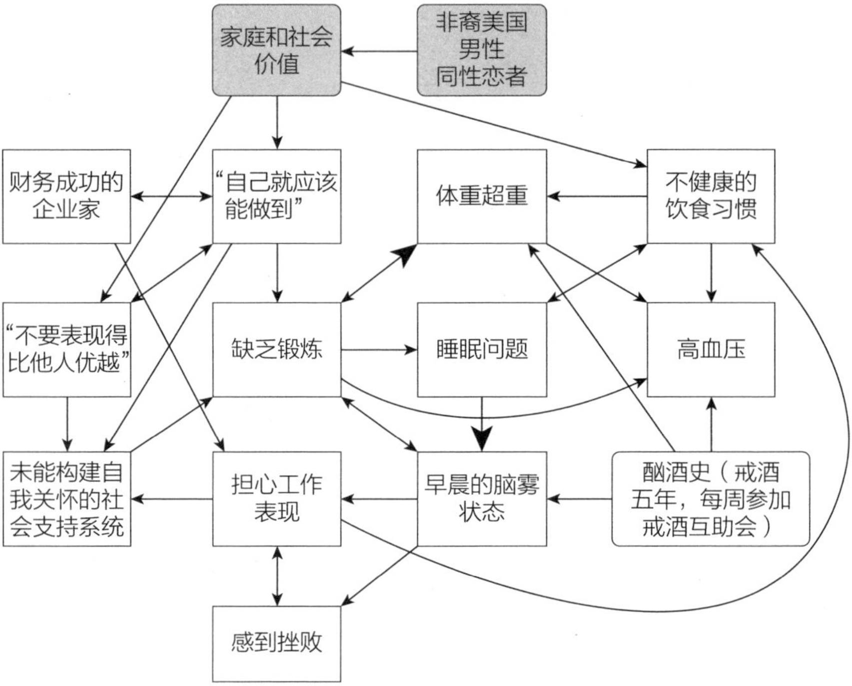

图 6-4　社会文化层级

如你所见，迈克尔的网络模型更加复杂了，这个模型帮助我们进一步了解他的状况，并洞察那些使得他在困境中挣扎，并维持这种挣扎的因素。很明显，迈克尔有两个核心信念，这两种信念在生活中帮助了他（使他成为一名成功的企业家），但也阻碍了他向外寻求和接受帮助。但是，他之前积极地参加戒酒会，直到现在他仍然从中获得支持，这听起来似乎很矛盾。他可能还需要注意他原生家庭的信仰体系在目前是如何对他构成挑战的，并且他可能需要用新的、更灵活、更具适应性的价值取代已有的价值，这将帮助他更好地实现自己的目标。尽管网络模型中没有出现新的自我维持的网络循环，但在社会文化层级上的分析为迈克尔的行为赋予了新的意义。此外，通过扰动他“不要表现得比他人优越”和“自己就应该能做到”的信念，可能会扰动相邻的过程，从而使他能够建立一个自我治疗的支持结构。

在后面对于迈克尔的案例进行功能分析的章节中，我们将会讨论迈克尔的网络何时、何地、如何被最好地扰动。目前，重要的是要注意他的社会文化层级对他的心理健康和整体网络的影响。他的成长经历和文化信仰对他产生直接影响，使他没办法建立一个自我关怀的支持系统，这反过来又维持了造成迈克尔早晨有脑雾状态的因素。因此，治疗师可以建议迈克尔对一些家庭和文化价值进行质疑，以帮助他建立一个更好的自我照料的支持结构，进而帮助他改善生活。

来访者的社会文化层级为 EEMM 模型的六个维度提供了语境，并为来访者的处境赋予了意义。很多时候，社会文化层级最终都会回到以下这三个方面。

文化信仰：文化信仰就像空气。你看不到，却一直围绕着你。来访者对自己和环境的信念从根本上决定了他们的状况，特别是当这些信念涉及性别、道德、种族身份和社会地位等内容时。

社会支持：一个人对社会支持的体验程度从根本上决定了他应对困难体验的能力。一个拥有丰富的社会网络、能提供支持的朋友和家庭成员的人，将比一个缺乏社会支持的人更有能力从逆境中重新振作、恢复活力。

污名：一个人所遭受的偏见和污名会严重损害他的心理健康。如果一个人属于弱势群体，就更是如此（如果一个人属于多个弱势群体，如非洲裔同性恋者，情况则更为严重）。

当然，在社会文化层级还有许多相关领域值得探讨，如文化传统和社会规范。同样，本书的目的也不是要详尽描述来访者的社会或文化归属对其心理健康的诸多影响，而是指出社会文化层级在引发、维持和加剧来访者处境方面的重要性。当然，大量的社会文化信仰和行为与来访者自己的信仰和行为相重叠，治疗师需要帮助识别适应不良的模式，并鼓励来访者将其转化为符合其目标的适应良好的模式。

在治疗的这个阶段，重要的是识别来访者在社会文化层级的组成部分，以及明确如何将这些组成部分纳入来访者的模式。探索来访者在社会文化层级的问题时，你可能会发现以下的指导性问题在和来访者的会谈中有所帮助。

指导性问题 ○ 社会文化层级

探索变异中的问题——当来访者在困境中挣扎时，哪些社会文化模式会出现，或者是否有某种本可以有所帮助的模式却未能出现？在社会文化层级是否存在僵化的倾向或缺乏健康的变异？

探索选择中的问题——来访者网络中存在问题的社会文化模式的功能是什么？当社会文化层级中适应更为良好的模式出现时，这些模式可能发挥什么作用？

探索保留中的问题——这些主导的社会文化模式如何支持、促进或维持来访者网络模型中的问题？当适应更为良好的社会文化模式出现时，为什么没有被保留下来？网络的其他哪些特征会对偶尔出现的积极改善得以保留造成干扰？

为了探索这些关键问题，你还需要了解很多与社会和文化相关的关键行为。这些问题更多是常识性的，包括：

探索文化信仰方面的问题

- 你的文化背景是什么？
- 你的宗教信仰是什么？
- 你的文化如何看待（与网络相关的关键话题）？
- 你是如何与家人和朋友讨论这样的问题的？
- 你是否觉得自己违反了文化规范，或者你只有这样做才能解决这一问题？

探索社会支持方面的问题

- 你如何描述与家人和朋友的关系？
- 在家人和朋友面前，你能在多大程度上做你自己？

- 你有多少个亲密的朋友？
- 你在遇到个人问题时，会向谁求助？

探索污名问题

- 你经历过哪些与偏见有关的体验？
- 你有没有受到偏见的影响？
- 你在哪些方面被污名化了？
- 偏见对你个人有何影响？

行动步骤 6.2 社会文化层级

让我们回到你在自己生活中发现的问题领域。考虑上述三组指导性问题，并逐一回答。答案是否与你的问题相关？如果相关，请写下这些领域如何限制或促进健康变异以及对积极改善的选择或保留。

示例

变异中的问题：从高中开始，我就相信人被分为“成功者”和“失败者”。如果我不属于受欢迎的孩子，就是一个失败者。如果我想成为一个成功者，我就必须自信、迷人、机智。

选择中的问题：执着于这些非黑即白的术语给了我一种虚假的安全感，因为即使我最终成为一个失败者，至少我知道我归属于哪里。同时，这也给我提供了一个让自我感觉更良好的策略：成为更加自信、更加迷人的人。

保留中的问题：每当我采取行动（通过过度补偿成为成功者，或通过退缩以回避感觉更像失败者）时，“成功者”和“失败者”的信念就会得到强化，这种范式就会维持原状。

迈克尔的功能分析

迈克尔现存的问题与他的健康状况有关。他体重超重，缺乏锻炼，饮食习惯不健康，血压高，并存在睡眠问题，这些可能导致他在早晨处于脑雾状态，继而使他担心自己的工作表现。他过去还有酗酒的问题，这也是造成目前这些问题的原因之一。这些健康问题形成了一个强大的、自我维持的网络，如果不解决核心的问题，很难通过简单的行为策略来改变这个网络（尤其是很难有长期的改变）。这些核心问题有哪些？

经过进一步询问，我们发现他的健康问题很明显与 EEMM 模型的社会文化层级密切相关。迈克尔的身份是一名非洲裔美国男性同性恋者，他有着坚定的社会和家庭价值，强调“自己就应该能做到”和“不要表现得比他人优越”。这给了他强烈的自主和自足意识，这在许多生活领域都很有帮助。例如，这帮助他成为一位财务成功的企业家，但这也使他在处理对工作表现的担忧时更难采取健康的方式，不能建立必要的自我关怀和社会支持系统，继而很难管理自己的锻炼和健康目标。不健康的饮食习惯（这也是受了家庭传统的支持）导致了睡眠问题，加剧了早晨的脑雾状态，这只会让他对工作表现更为担忧。与此同时，他不愿意为自我关怀构建社会支持系统，这使他无法为改善自己的健康采取更直接的行动。迈克尔的思维模式造成了一种认知和行为上的僵化，但与此同时，同样的认知模式也帮助他在工作上取得成功。

如果我们从 EEMM 模型的角度来思考这个问题，似乎占主导地位的是情感、认知、注意、自我、动机、显性行为、生物生理学层级和社会文化层级这些方面。因为我们还没有涉及保留和背景的问题，所以我们可以为迈克尔填写一个有限的 EEMM 模型，如表 6-1 所示。

表 6-1　迈克尔的扩展进化元模型

	变异	选择
情感	避免了自我关怀的尴尬感觉	感觉不那么脆弱
认知	僵化地采用“自己就应该能做到”和“不要表现得比他人优越”的认知	商业上的成功在一定程度上支持了这些模式，他的自我概念和他的家庭对这些信念的支持也起到了推动作用

（续表）

	变异	选择
注意	担忧	短期内感觉有用，但长期来看并非如此
自我	有非裔美国同性恋者身份（虽然没有向家人公开）。然而，自我认同似乎限制了行为选择。自我关怀是“雅皮士”做的事情	对家庭和社区的自豪感，并回避对自我关怀的不适感
动机	有成功的动机，但自我关怀的动机受到认知、自我意识和文化的限制	事业上的成功支持了这些模式
显性行为	自给自足。经证实有能力经营公司，却很难有时间进行自我关怀	经济和社会上的成功。同时避免让其他人认为他是以自我为中心的人
生物生理学层级	饮食、锻炼和睡眠的问题。“早晨的脑雾状态”也许和酗酒史有关	喜欢高脂肪食物。自我照料的动机被融合的信念所压制了
社会文化层级	被强烈地灌输“自己就应该能做到”和“不要表现得比他人优越”的信念。在社会上，这与种族偏见的历史有关。选择油腻的食物也与家庭因素有关	与家庭和文化有积极的联系

很明显，在迈克尔的网络中占重要地位的基本 EEMM 维度是由社会文化背景决定的，并反过来与自主和自足的强烈信念有关。这些信念导致的负面后果是导致身体问题的不健康习惯。干预策略将以某种方式绕过或改变僵化信念，以解决行为僵化问题，同时制定激励策略以获得和保持适应良好的习惯。

在收集了更多干扰这个系统所需的特征后，我们将在第九章中再次探讨迈克尔的情况。

行动步骤 6.3 填写你的 EEMM 模型

生物生理学和社会文化层级

让我们回到你在自己生活中发现的问题。根据你在行动步骤 6.1 和 6.2 中的回答，填写下面与你问题有关的部分 EEMM 模型，如表 6–2 和表 6–3 所示。你的问题可能在这些生物生理学或社会文化层级上没有体现。如果是这种情况，你可以不填写相关的栏目。

表 6–2　你的 EEMM 模型

	适应不良	
	变异	选择
生物生理学		
社会文化		

示例

表 6–3　EEMM 模型示例

	适应不良	
	变异	选择
生物生理学	当我感到害怕时，我注意到有些胃痉挛。体内的一切都好像绞在一起。我感觉心跳加快，出汗增多，而且我注意到我变得焦躁不安	我想这是我的身体正在让我为应对危险做好准备。我的身体想要保护我，但是实际上让我更难应付当前的处境
社会文化	从高中开始，我就相信人被分为“成功者”和“失败者”。如果我不属于受欢迎的孩子，就是一个失败者。如果我想成为一个成功者，我就必须自信、迷人、机智	执着于这些非黑即白的术语给了我一种虚假的安全感，因为即使我最终成为一个失败者，至少我知道我归属于哪里。同时，这也给我提供了一个让自我感觉更良好的策略：成为更加自信、更加迷人的人

行动步骤 6.4 创建一个初始网络模型

让我们回到你确定的问题领域。回顾你对第二章到第六章中行动步骤练习的答案。画出一个表示出这些内容的新的事件网络，如图 6-5 所示。这与你在行动步骤 2.1 中创建的第一个网络模型的任务类似，只不过现在我们已经探索了 EEMM 模型的所有维度和层级（但还不是所有列）。这个模型要包括所有跨维度和层级呈现的相关因素。根据需要使用单向或双向箭头。

示例

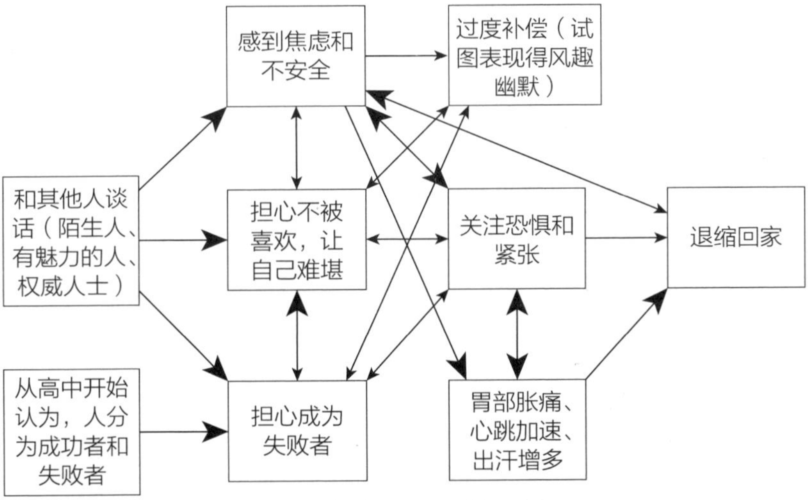

图 6-5　初始网络模型示例

接下来，写一段简短的文字，说明当你利用更为精细的网络模型来考虑这个问题领域时，你有什么想法和感受，你的头脑在想什么，以及当你通过这个网络的视角来看待问题时，有什么反应。

我的想法和感受：我感觉我对发生在我身上的每件事都感受更好一些了。之前甚至都没有意识到这些。网络很复杂，但是让我感到解脱，因为我觉得似乎能够了解和控制这个混乱的局面了。我之前没有意识到自己关注恐惧和紧张的情绪时有如此大的影响，也没有意识到这些元素是如何相互加强的。这就像缠绕在一起的线团，我终于看到可以解开这个线团的那些细线了。

第七章

语境敏感性和保留

***

作为治疗师，只有当我们帮助来访者做出了持久的适应良好的改变时，我们的工作才算完成。要想做到这一点，我们需要了解来访者的境况，并确定维持和加剧问题的因素。一旦这步工作完成，我们就可以关注真正的治疗工作：通过扰动适应不良的模式，构建在相关语境中适应良好的反应，帮助来访者做出改变。

语境是指来访者的内部和外部境况：来访者的个人成长史、遗传倾向、文化身份、工作环境、生活状况、社会经济地位，以及决定一个反应适应是否良好的任何其他相关背景因素。在一种语境下可能适应良好的反应，在另一种语境下可能适应不良。例如，吹嘘成就在朋友中可能吃得开，但在同事中就可能招人反感。在治疗中，我们的目标是增强来访者的语境敏感性，使他们对语境要求更加敏感，从而可以灵活调整反应。例如，一个具有语境敏感性的人，知道什么时候适合公开谈论，什么时候最好私下交流。

除了增强来访者的语境敏感性（从而帮助他们选择适应更为良好的反应）之外，我们还希望确保新的反应能够持续下去。毕竟，如果一个改变只在治疗会谈期间持续，就没有多大价值。将新反应固化为充分发展的习惯的过程被称为保留。总之，我们希望通过增强来访者的语境敏感性（从而增强他们注意语境需求的变化，并选择适应良好的反应的能力）和增加其保留（从而增强来访者让新反应持续下去的能力），来帮助来访者做出改变。

为此，让我们重新回顾玛雅的案例。你可能还记得，玛雅由于一次工伤事故患上了慢性背痛。她过于关注疼痛，经常担心疼痛可能永远不会消失，又担心自己可能会再次受伤。因此，她回避上班，并限制了自己的几乎所有活动。玛雅认为“这不公平”，事故“不应该发生”，因为她之前曾向主管预警过安全隐患，但无济于事。主管注意到了玛雅之前所有的投诉和预警，却没有采取任何行动。自然，玛雅对自己的处境感到愤怒，而且愤怒情绪会越来越强烈。如图 7–1 所示，你可以看到玛雅的网络模型。

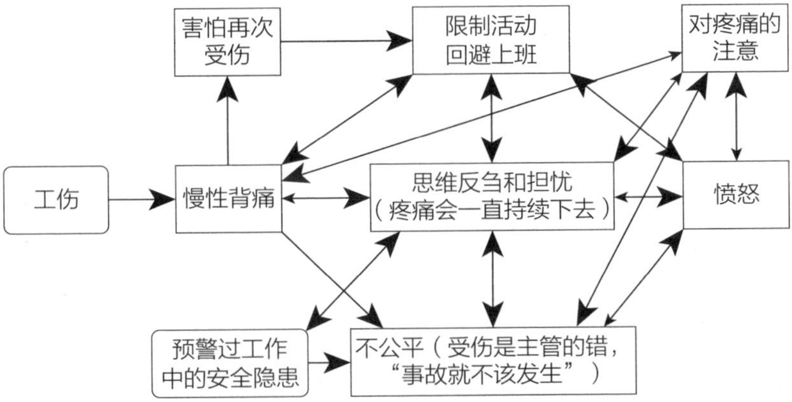

图 7–1　重新回顾玛雅的网络模型

居于玛雅挣扎困境中心的是限制活动、回避上班以及愤怒情绪。由于玛雅主要是因为愤怒情绪来寻求治疗，所以首先处理玛雅的愤怒情绪会比较合乎情理。正如你在图 7–1 中所看到的，愤怒情绪是由围绕限制活动、思维反刍、不公平感和对疼痛的过度注意这些节点的很多周边因素维持并加剧的。治疗师可以通过直接或者间接的方式来减轻玛雅的愤怒。直接的方式是通过增加和（或）消除一些因素，来缓解愤怒情绪。间接的方式是通过增加和（或）消除一些因素，来削弱促使她产生愤怒情绪的周围因素的力量和影响。

一旦愤怒情绪得到缓解，就引入新元素来处理玛雅的第二个挣扎困境，即限制活动和回避上班，会容易得多。换言之，通过缓解愤怒情绪，治疗师可能会让玛雅重新主动地投入生活之中。要想达成这一点，我们必须先解决玛雅的愤怒情绪。通过玛雅的网络，我们可以清楚地看到，促使她产生愤怒情绪的因素之一，就是她常常关注自己的疼痛。因此，我们要做的第一步就是让玛雅觉察到，注意在她的网络中的作用，以及注意是如何让她更加愤怒的。此外，我们想为玛雅提供一种替代反应，即不让自己的注意力自动地被拉到疼痛上，而是以更为灵活、适应良好的方式来调整注意焦点，从而真正对她有益。换言之，我们想增强玛雅的语境敏感性，从而使她更灵活、适应更为良好地做出反应。

如何增强语境敏感性

增强来访者的语境敏感性，意味着让他们更好地觉察到自己语境需求的转变，从而可以用适应良好的方式，灵活地调整反应方式。为了做到这一点，首先需要理解来访者的复杂情况。通过觉察来访者的语境，我们可以更好地理解引起来访者反应的力量，从而帮助来访者做出同样的反应。第一步（识别核心要素并确定这些要素在来访者问题中的作用）是在最初的评估阶段完成的。一旦找出了关键的力量，并且来访者已经意识到其语境的需求，他们就可以积极地选择适应良好的替代反应。

在玛雅的案例中，有很多适应不良的反应最终加剧了她的愤怒情绪。正如我们观察到的，玛雅的反应之一是倾向于用僵化的评判方式来关注疼痛。接下来，我们必须询问，是什么语境引起了玛雅的这个反应。在玛雅的网络模型（图 7–1）中，我们可以看到持续的慢性背痛、愤怒，以及不公平感，通常会导致玛雅僵化地关注疼痛。然后，治疗师可以对玛雅进行心理教育，让她认识到对疼痛的注意加剧了愤怒情绪，并指出为什么她最初可能会以一种僵化的方式来关注疼痛。

因此，为了增强来访者的语境敏感性，治疗师必须识别来访者网络中的关键反应，并且识别强化和维持这些关键反应的因素。通过觉察语境需求和动态转化，来访者可以选择适应良好的替代反应。有时，可以改变来访者语境中的重要因素，从而使来访者更容易地过渡到适应良好的反应。例如，当一位来访者消除了强化其物质滥用习惯的功能不良的人际关系，就有可能更容易地完成过渡。然而，通常情况下，改变来访者语境中的重要因素并不容易，而改变需要从来访者改变反应开始。在这种情况下，治疗师可以通过探索对来访者语境需求的替代反应来帮助来访者。

在玛雅的案例中，我们无法轻易让她摆脱慢性背痛，也不能让她马上转换情绪不再愤怒。虽然如果时间足够长，玛雅可以学会放下不公平感，但是首先教她一种替代反应方式会更为有效。玛雅可以学会以正念慈悲的方式来引导自己的注意方向，使得自己能够承认疼痛，而不是用僵化的方式关注自己的疼痛，陷入其中反而增强了疼痛的影响。此外，这将会使她和身体更加协调，探索自己的全部能力，而不是盲目地接受自己头脑设置的种种限制。我们看看这在治疗会谈中的体现。

玛雅的正念练习

治疗师： 如果可以的话，我们一起闭上双眼做一个练习吧。

玛雅： 你是说像冥想这样的练习？

治疗师： 是的，类似的练习。这是一种引导意象练习，只是用来观察，注意在你身上是怎样发挥作用的。

玛雅： 好的，当然。

治疗师： 现在，请舒服地坐在椅子上。觉察身体的呼吸。愉悦而缓慢。再次吸气呼气。当你准备好了，请有意识地吸气，把注意力转移到身体上。注意你的身体接触椅子的地方，注意压力的感觉如何。注意身体的哪些部位是温暖的、哪些部位是寒冷的，身体的哪些部位是被覆盖的、哪些部位是暴露在外的。有时，你可能会注意到自己走神了。没关系。事实上，我们都不可能避免时不时走神。只需要注意到你的注意力已经不集中了，然后轻柔地把注意力重新集中到身体上。现在注意身体有没有任何紧绷的感觉。如果有可能，请放松身体。如果不能放松，注意一下身体紧绷的感受。紧绷感是从哪个部位开始的？到了什么部位？就像好奇的科学家，我们只是想不加评判地观察我们能注意到什么。现在，让我们将注意力转移到真正疼痛的部位。你身体的哪个部位有疼痛的感觉？疼痛是什么形状的？感觉起来是什么样的？不要用语言回答这些问题，看看你是否可以不加评判地感受疼痛，呼气进入你的疼痛。我们只是观察。你的疼痛现在就在这里，你也在这里。现在把注意力转移到脚上。你能感觉到脚趾吗？脚踝呢？将注意力转移到双腿，再转移到骨盆。你在吸气和呼气的时候，能感觉到腹部伴随着呼吸上下起伏吗？现在把注意力进一步向上转移到胸部，再转移到双臂。你能感受到双手吗？每一根手指呢？现在再向上转移到脖子上。注意到你下颚的紧绷感，然后放松。不加任何动作，你能感到自己的嘴唇吗？耳朵呢？鼻子呢？脸颊和前额呢？现在看看你是否能同时把注意力集中在整个身体上。现在，再深呼吸一次。然后慢慢地睁开眼睛。欢迎回来！

玛雅： 你好。

治疗师： 跟我说说，你的感受是怎样的？

玛雅： 全新的感受。我之前从来没有做过任何种类的冥想。

治疗师： 知道了。你注意到了身体中的什么？

玛雅： 我注意到我变得更加平静了，呼吸变得更畅快了。

治疗师： 是的，人们在冥想时常常有这样的感受。用这样的方式做练习的时候，你有什么感受？

玛雅： 我必须承认，我经常分心。这一刻你正在说些什么，接着我就突然不由自主地开始想别的事情了。

治疗师： 是的，人们在冥想时也常常有这样的感受。专注于身体的各个部位时，你有什么感受？

玛雅： 很奇怪。我的意思是我以前也感受过身体的这些部位，但这次感受完全不同。不用触摸就能感觉到它们非常有趣，就像拥有了新的感官。

治疗师： 很好。我们也谈到了你的疼痛。你之前提到过你非常关注疼痛，但我想这和我们在练习中关注的方式不一样，对吗？

玛雅： 是的。我的意思是，当我专注于我的疼痛时，疼痛就会不断被放大，只会吞噬我。而用我们刚才的方式却让疼痛的感受减轻了很多。我的意思是，受伤的地方依然存在，还是会痛。

治疗师： 是的，但不幸的是，没有任何形式的冥想能完全消除疼痛。但是正如你刚刚描述的那样，冥想可以帮助你不被疼痛吞噬，并且找到更为轻松的方法来应对疼痛。

玛雅：（点了点头）

治疗师： 你看，无论我们关注什么，都会在头脑中被放大。像这样简单的冥想练习是如此，疼痛也是如此。但我们关注的方式也很重要：我们可以僵化地关注，严厉地评判，也可以灵活地关注，不加评判地观察。这样做很难，但也是可以做到的。这是一种每个人都能学会的技能。

玛雅：但我永远做不到不厌恶我的疼痛。疼痛让我的生活变得太痛苦了。

治疗师：我理解你。不幸的是，我不能让疼痛消失。但是你刚刚体验了怎样以更轻松的方式承受疼痛。如果你能像我们刚刚做的这样，用不同的方式来练习你的专注能力，你就能学会以更轻松的方法承受它，也可以重新拥抱你的生活。

玛雅：我只是不想感到疼痛。

治疗师：我知道了。如果我能挥舞一根魔法棒让疼痛消失，我会那么做的。不幸的是，你的身体已经变了。现在由你决定，是否要了解你的新身体：你真正能做到什么，以及你如何重新看待生活。这听起来像是一个值得尝试的目标吗？

玛雅：是的。我想这么做。

治疗师：很好！我们需要一段时间来适应刚刚的练习，但如果你经常练习，会对健康有益。这样做的目的不是消除疼痛，而是要和身体更为协调，并且能够更为轻松地应对困难的感受。你愿意在家里试一试吗？

在这个对话片段中，治疗师教了玛雅一个基础正念练习。通过以这种方式练习觉察，玛雅可以学会以一种更灵活和更少评判的方式来集中注意力，从而让更多的变异和更灵活的选择成为可能。通过反复练习，玛雅将能够更有意识地引导自己的注意力，而不是任由疼痛的摆布。请注意，练习的目的不是改变体验本身：练习不是要减轻疼痛，而是减轻疼痛对玛雅、玛雅的行动以及玛雅体验到的总体愤怒水平的影响。

治疗师邀请玛雅在头脑陷入难以忍受的境地时，都以正念的方式观察自己的体验。换言之，每当玛雅意识到她开始害怕再次受伤，或者当她注意到自己的头脑陷入担忧或愤怒时，抑或当她僵化地专注于自己的疼痛时，她都应该把这些时刻作为练习正念的机会。如果我们把“正念练习”（以及与其他元素的潜在关系）作为新因素加入玛雅的网络模型中，应该会得到类似图

7–2 的模型图。注意，起源于“正念练习”的箭头是空心的，以表明这些关系削弱了箭头附着因素的力量。

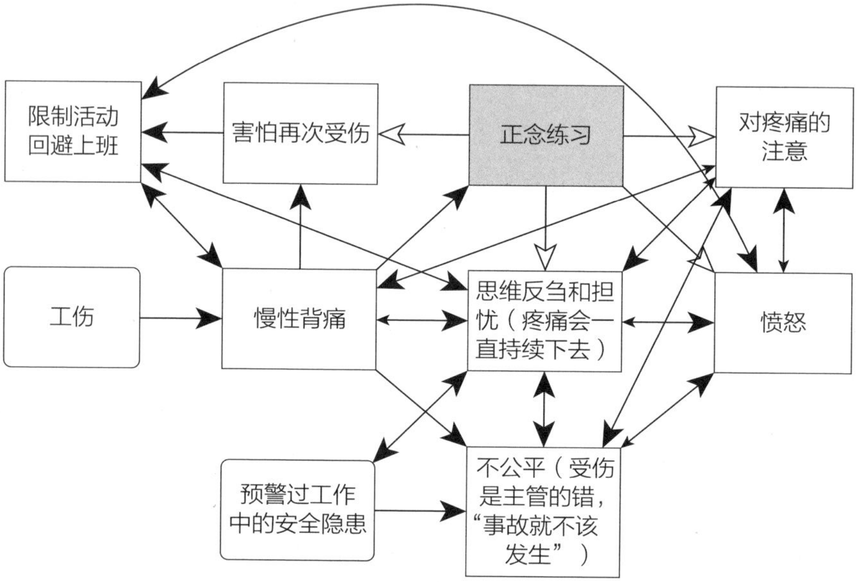

图 7–2　玛雅正念练习的效果

正念练习可以让玛雅以一种更觉察、更慈悲的方式与身体相连接。玛雅可以选择她的关注点，并与真正存在的东西相连接（而非盲目地相信头脑告诉她的东西），而不是被痛苦的想法、情绪和感受所支配。通过这种方式，治疗师和玛雅解决了导致玛雅愤怒情绪的一个关键因素。然而，还有其他的关键因素导致了玛雅的愤怒情绪，这些因素也需要得到解决。接下来我们要讨论一下这些因素。

玛雅的想法往往是围绕着她的疼痛产生的——疼痛“可能永远不会消失”，受伤是“不公平的”，“不应该发生的”。这些想法虽然可能是真的，但增强了她的愤怒情绪，因为这些想法把玛雅描绘成了一场毫无意义的悲剧的受害者。在她看来，生活对她开了一个恶意的玩笑，而她无能为力。只要玛雅继续执着于这些无益的想法，真正的改变就不太可能发生。出于这个原因，治疗师需要激发玛雅的自我效能感，让她重新掌控自己的生活，相信她有能力引导自己生活的进程。

正如你在玛雅的网络模型（图 7–2）中看到的，有几个因素强化了玛雅的思维反刍和担忧的倾向。不幸的是，世界上没有一个治疗师能够消除导致她背痛的受伤事件，也无法改变玛雅的主管忽视了玛雅的预警这一事实，正是这一事实导致玛雅认为发生在她身上的事故是“不公平的”。现在，玛雅要找到一种回应这些不可改变的现实的不同方式——这种方式使得玛雅可以拥有更大的灵活性，在自我挫败的想法旁边为自我赋能的想法留有空间。激发来访者的自我效能感是一个长期的过程，来访者需要多积累创建、设定和实现自我选择目标的积极体验。通过这种方式，来访者就会增强对自己能力的信心。

尽管如此，我们也可以通过向来访者展示，他们可以超越对自己设定的限制，以此来激发这个过程。下面是一个示例。

治疗师：我想做一个不同的练习。在这个练习中，你可以睁着眼睛，继续坐在座位上，而且只需要用到一只手臂。听起来不错吧？

玛雅：嗯，是的，我想是吧。

治疗师：好的，在这个练习中，我想让你选择一只手臂，然后尽可能地抬高手臂，同时不要离开座位。你明白怎么做了吗？

玛雅：是的，我已经举到最高了。

治疗师：已经举高到了极限吗？

玛雅：是的。

治疗师：很好。现在，看看你能不能再举高一毫米。很好。你现在可以放下手臂了。这个有些滑稽的练习的目的是，表明我们头脑中所说的不一定是真实的。你说过你已经举到最高了，但当我让你把胳膊举得更高时，你还是做到了。

玛雅：我不明白。这和我有什么关系呢？

治疗师：你的头脑似乎已经出现了一些非常严苛的想法，认为发生在你身上的事情是不公平的，而且永远不会消失，你也不能再做任何事情了。是这样吗？

玛雅：嗯，是的，但这一切都是真的。

治疗师：有可能是。不过，也有可能不是。就像举起手臂这样的事情，如果你可以做到的事情，比你的头脑告诉你的更多呢？你可能无法像事故发生前那样做所有的事情。是的，你的疼痛可能永远不会完全消失。但如果你还有未被开发的潜力呢？如果因为你的头脑过于专注疼痛可能永远不会消失这个事实，而没有看到你的潜力呢？

玛雅：我对自己设置了太多限制。

治疗师：也许。我们应该来发现这种未开发的潜力是什么。我想和你一起更深入地探讨这个问题。这需要更多地接触你自己，而不是仅仅相信你的头脑告诉你的局限性，要真正地感受到你的身体，探索你真正的新领域。

在上面的对话部分，治疗师为玛雅的网络模型添加了自我效能感的因素。如前所述，为了使自我效能感在玛雅的生活中稳固存在，只和治疗师做一个小练习是不够的。激发自我效能感是设定和实现自我选择的目标（或践行自我选择的承诺和价值）的长期过程。来访者越是能够继续努力，他们的自我效能感就会越稳固。尽管这是一个小练习，但它向玛雅表明，她的思维局限性并不一定反映她真正的局限性，而且她有潜力超越她以前认为可能的范围。通过给玛雅赋能，她开始相信自己有能力在生活中进行有意义的改变，有可能会发生两件至关重要的事情：第一，玛雅不再做所处环境的受害者，而是再次成为生活中主动的行为主体，从而减轻她的愤怒（愤怒部分源于她认为自己无能为力）。第二，随着自我效能感的增强，慢性疼痛对玛雅生活的影响力减弱了，玛雅因为疼痛而产生思维反刍和担忧的可能性也降低了。玛雅可能会注意到，虽然生活可能不会回到从前，但她仍然能够有目标地生活。通过在玛雅的生活中引入这个强大的新因素，其他变化可能会更容易出现。如果我们将自我效能感这个新因素（以及其潜在关系）添加到玛雅的网络模型中，可能会得到类似图 7–3 的模型图。

到目前为止，玛雅已经在她的网络模型中建立了两个新的适应良好的因素（即“正念练习”和“自我效能感”），两者都对适应不良的过程产生影响，并使更大的变异和更灵活的选择成为可能（这意味着玛雅在应对其处境时拥有更多的选择）。治疗师让玛雅有所恢复，可以与自己的身体更加协调，并开始相信自己有能力在生活中做出有意义的改变。因此，现在是时候进一步澄清这种意义了。在下面的对话中，我们将探讨这一点。

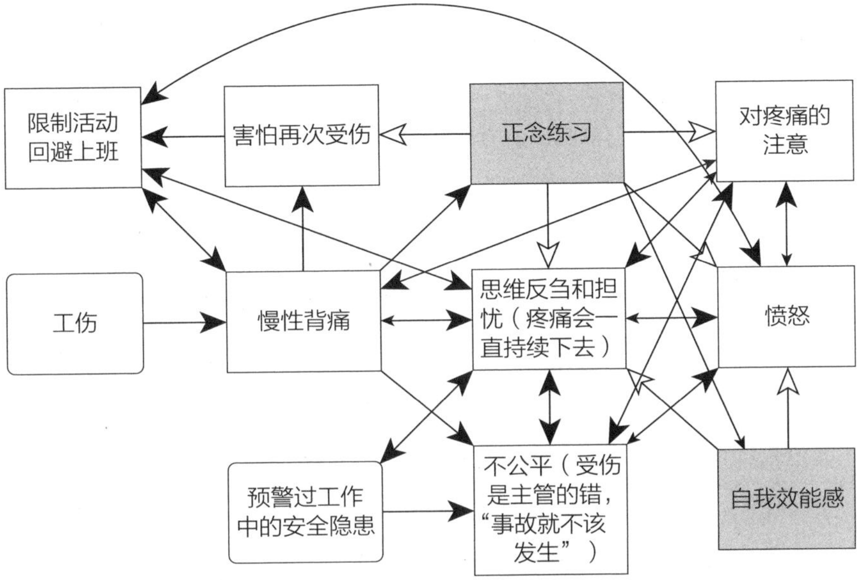

图 7-3 玛雅自我效能感的影响

玛雅：有时候日子会变得容易一些，但疼痛一直存在。有时候，我能想到的就是这些。

治疗师：这个问题听起来可能有点奇怪，但是如果疼痛消失了呢？

玛雅：这是什么意思？那当然就太好了。

治疗师：肯定会的。我具体想说的是，如果疼痛消失了，你会怎么做？

玛雅：我不知道，我还没真正想过。我的意思是，不管怎样都不重要，因为不管我想不想要，疼痛都是存在的。

治疗师：我理解。在我看来，当痛苦进入你的生活时，你的整个生活好像都暂停了。这是真的吗？

玛雅：（流泪）这让我太痛苦了。

治疗师：我懂了。对你来说，疼痛让很多事情变得更加困难了，有些事情甚至完全不可能发生了。但是，你还拥有生命，还有想要的生活。我敢打赌，生活中还有你关心的事情——不管你是否感到疼痛。

玛雅：是真的。非常正确。

治疗师：好的。所以假设发生了一个奇迹，你的疼痛消失了。我不是说疼痛会消失，只是为了练习，我们假装疼痛消失了。在接下来的几年里，你会接受电视直播的采访，讲述你是如何管理自己，以及你是怎样走过生活中最糟糕的那段日子的。在这个理想世界里，你希望自己说些什么？

玛雅：我想，我希望自己说，我在那段时间里是……对自己充满爱心……对自己仁慈。还有……嗯……充满耐心和希望。

治疗师：还有什么？

玛雅：我当时没有放弃，继续工作。

治疗师：所以要充满爱心、仁慈、耐心、希望。你会继续为自己和他人服务。

玛雅：是的。

治疗师：好的，现在在这些描述中停留一会儿。充满爱心、仁慈、耐心、希望，这些对你来说是最重要的。

玛雅：是的，我想做对自己最好的事情，但我也想帮助别人。我工作中有几个好朋友，他们现在不得不应对导致我处于这种困境的糟糕的工作环境。

治疗师：好的。所以下次当你注意到自己在因疼痛而产生思维反刍和担忧的时候，不论你想到的是“疼痛是否会消失”还是“这一切并不公平”，你似乎都是有选择的。你可以让头脑欺凌你，让疼痛任意摆布你，告诉你该做什么或不做什么。或者，你可以选择不陷入无益的想法，而是专注于真正重要的事情，也就是充满爱心、仁慈、耐心、希望。尽管痛苦和困难的想法会出现，但你仍然可以成为你想要成为的那种人。这两种选择，你会选择哪一种？

玛雅：嗯，我想要充满爱心、仁慈、耐心、希望。

治疗师：太棒了。如果可以，我想用我们剩余的时间来探索，在生活中遵循这些价值——充满爱心、仁慈、耐心、希望——会是什么样子，以及你如何将这些价值带到生活中。

在谈话中，治疗师和玛雅一起探讨了是什么让玛雅的生活有意义。过去玛雅以疼痛为中心构建了她的整个生活，现在是时候让玛雅构建包含疼痛但是疼痛并不是焦点的新生活了。很明显，玛雅看重对自己和他人充满爱心、仁慈、耐心、希望的价值。之后，玛雅将和治疗师探索，自己如何将这些价值带到生活中，并将之转化为真正的行动和可实现的目标或承诺。虽然对玛雅来说，对重要事情的新关注点并不一定会消除她的思维反刍和担忧，但确实增强了她的自我效能感，因为她现在和核心动机有了更多的接触。此外，她对这些重要事情的新关注点可能会减轻她对再受伤的恐惧，因为她的慢性背痛越来越远离生活的中心，从而使再次受伤的风险看起来不再那么可怕。如果我们在玛雅的网络模型中添加新因素“关注有价值的目标”（及其与其他因素的潜在关系），可能会得到类似图 7–4 的模型图。请注意，“正念练习”强化了玛雅对有价值目标的关注，因为正念练习培养了全面的自我觉察，包括对重要事情的觉察。

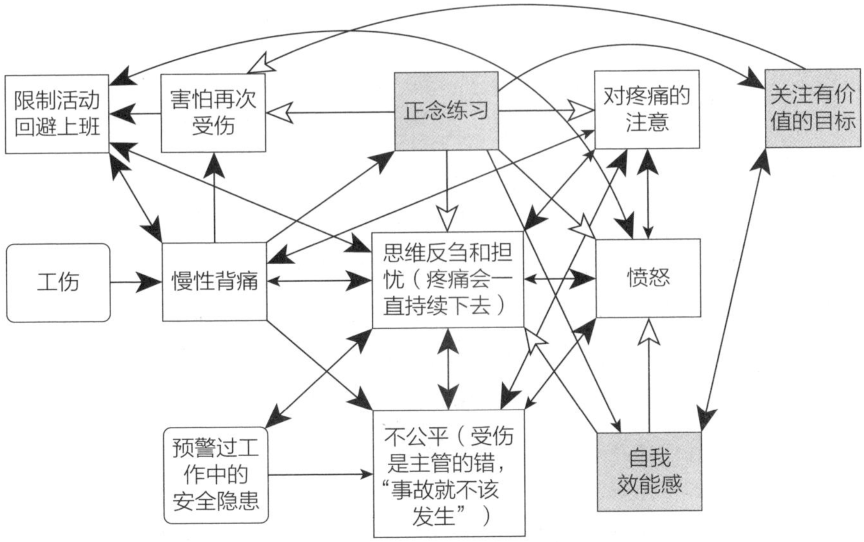

图 7–4　玛雅关注价值目标的影响

随着治疗的进展，越来越多的因素被引入玛雅的网络模型，减少了适应不良的过程。如你所见，这些新因素是以一种自我强化的方式建立起来的：“正念练习”的节点会强化“关注有价值的目标”和“自我效能感”的节点——这两者也会相互强化。通过这种方式，自适应循环被逐步引入，并逐渐占据主导。在下一节中，我们将通过将玛雅的价值转化为可行动的承诺，来扩展玛雅对重要事物的关注。换言之，我们将通过将新反应固化为完整习惯来促进保留。

怎样促进保留

保留是指让积极的改变坚持下去。通常，适应不良的反应是通过自我强化的循环而被固化的。适应不良会加剧适应不良。来访者陷入这种模式的时间越长，他们更多的反应就会变成僵化的习惯，进而越难做出改变。

保留则相反：重复一个积极的模式，并将其构建成更大的整合模式。保留可能发生在 EEMM 模型的任何一个维度上：重复的适应良好的注意策略有助于其保留，将健康的认知过程构建成大的调整模式也是如此，等等。然而，最强大和最确定的保留途径是，将积极的变化过程与积极动机的显性行为联系起来。创造有价值的生活是检验理论是否可行的关键。

因此，保留包括将变化过程与适应性反应联系起来，尝试使用不同的策略，将它们转化为可持续的习惯，并聚集成为更大的行动模式。考虑到这一目标，保留的关键之一是在来访者的网络模型中采用一种有意义的新反应方式。理想的状态是，新的反应方式替代适应不良的反应方式。例如，玛雅倾向于限制自己的活动和回避上班，这种倾向助长了她的愤怒情绪，加剧了她的疼痛和思维反刍。通过将新反应（比如对价值目标的关注）和其他已建立的节点连接起来，新反应可能会变得更加可持续。

有些来访者在选择保留新反应的策略时，几乎不需要什么帮助，而另一些来访者可能需要你倾其所能来帮助。没有一条适合所有人的经验法则，相反，这实质上是一个实验的过程。和来访者讨论行动方案，给他们时间实践，然后一起重新讨论和反思，最终调整行动方针，更好地为来访者的利益服务。

下面是选择和保留一个新反应的过程在玛雅的案例中发挥作用的例子。

治疗师： 我们刚刚谈到，你希望充满爱心、仁慈、耐心、希望。我们现在来谈论一下这些意味着什么，以及你可以如何将这些价值带到你的生活中。比如，“充满爱心”对你来说意味着什么？

玛雅： 我想要对自己更好一些，善待自己，对灵魂和身体都是如此。

治疗师： 你怎么做到这一点呢？

玛雅： 通过给予自己需要的东西。比如说，我知道我一直在拖延，理疗师和医生都让我锻炼，但是我一直没有做。我知道这是我需要做的，但我就是没有去做。

治疗师： 所以更爱自己的方式之一就是开始锻炼？

玛雅： 是的，我想是这样。

治疗师： 能跟我谈谈锻炼的情况吗？

玛雅： 最重要的是伸展运动，就像瑜伽。我甚至已经买了一个瑜伽垫，但是从来没有用过。

治疗师： 所以，你知道应该做什么样的运动，而且你也有所需的设备。

玛雅： 是的。

治疗师： 是什么阻碍了你？

玛雅： 说实话，我对锻炼有些恐惧情绪。我害怕伤到自己。我的医生说不会，但是我还是害怕。然后就一直拖延到现在。我真的会开始锻炼吗？

治疗师： 一开始肯定会有恐惧情绪。在我看来，你似乎正在倾听你内心恐惧的声音。你这样做已经有一段时间了，虽然这样做是可以理解的，但是你从经验中知道这样做会对你有什么影响。你的生活范围变得越来越小，而痛苦实际上变得越来越大，不是吗？如果我们以一种充满爱心、仁慈、耐心、希望的方式守候在自己身边，帮助支持自己呢？这样做的一种方法就是开始锻炼。你可以重新拥抱生活，也给予你的身体所需的东西。如果你面前的桌子上放着这两个选择，你会选择哪一个？

玛雅： 第二个。开始锻炼。

治疗师： 很好。现在在1～10的范围中，你觉得你在多大程度上确定你会真正开始做那些健身教练推荐你做的运动？

玛雅：我不确定。也许是6？

治疗师：好的，6分还不错。现在我想提高你的确定度水平，至少提高到8分或9分。对很多人来说，找个陪伴者和别人一起锻炼会很有帮助。你有可以邀请的陪伴者吗？

玛雅：我有一个关系比较好的邻居，他每天早上都做瑜伽。我可以邀请他一起锻炼。

治疗师：很好。如果你邀请了这位邻居一起锻炼，你会给你的确定度水平打多少分呢？分数没有变化也没关系，但是如果分数确实会发生变化，会是多少分呢？

玛雅：那么，那样的话肯定是9分。

治疗师：很好。所以你的计划是邀请邻居早上一起锻炼，我们下次谈谈这个计划进行得怎么样。你愿意这样做吗？

玛雅：我愿意。

治疗师和玛雅做了两件事：首先，他们探讨了适应不良反应的替代反应。其次，他们探讨了增强玛雅固化新反应方式的可能性的策略。玛雅选择践行更爱自己的价值，策略是开始做健身教练推荐她做的伸展运动。为了增强坚持下去的可能性，玛雅对自己承诺，要去邀请邻居，以获得额外的社会支持。

玛雅的新行动策略是由价值推动的，并被玛雅网络中其他既定部分强化。之后在玛雅的案例中，治疗师再次使用了“扩展建构”的策略，创建适应性习惯，与困难的情绪抗争。由于疼痛、不公平感和愤怒仍然可能扰动新的模式，所以治疗师利用新机会，将玛雅取得的进展应用到一个新的领域。

玛雅：工作地点的环境仍然很糟，我有些担心那里的朋友和同事。那些主管并不了解工作环境的情况，需要有人来解决这个问题。他们这么做是错误的。

治疗师： 我能问你个问题吗？如果你要遵循同样的核心价值——充满爱心、仁慈、耐心、希望，那么当你在工作中看到这种不公平现象时，可以怎样践行这些动机？有没有什么方法，可以支持你的朋友和同事？

玛雅： 我一直很想加入工会。你知道，做出一些改变，这样发生在我身上的事情就不会再发生在别人身上了。

治疗师： 你可以怎样做到这一点呢？

玛雅： 我不确定具体要怎么运作，但我认识一个在工会里的人，我可以问她。我已经在内心深处想了很久了。

治疗师： 很酷。你愿意在我们的下一次会谈之前，开始做吗？

玛雅： 肯定。这比锻炼更容易，而且我也做到开始锻炼了！

根据不同的来访者、来访者独特的语境，以及不同预期的变化，为了增强来访者成功保留积极改善的可能性，探索策略的必要性程度也有所不同。在这里，玛雅的治疗取得进展，部分是因为她决定践行自己的价值，并积极参加工会工作，这出于相同的动机，也给不公平的感受留有一个积极的空间。这两组反应——加入工会，以及和邻居晨起锻炼——都给予了玛雅支持，让她相信自己具有改变的能力，也都减轻了由于玛雅总体上愤怒的感觉以及不公平感而造成的复发风险。玛雅的愤怒情绪推动她加入了工会，但是通过以这样的方式积极行动起来，她的愤怒情绪（或者愤怒情绪的主导地位）减轻了，（因此兴奋 – 抑制的双向箭头也减小了）。

如果我们添加“加入工会”和“和邻居晨起锻炼”的新因素（以及这两个因素和其他因素的潜在关系），会得到类似图 7–5 的网络模型图。

通过引入新策略来应对问题，玛雅的网络模型现在可能会出现根本性的转变。中心因素现在可以加强适应良好的反应和适应良好的循环，而不是困在适应不良的自我强化的循环中。结果，她的整体愤怒情绪可能得到减弱。

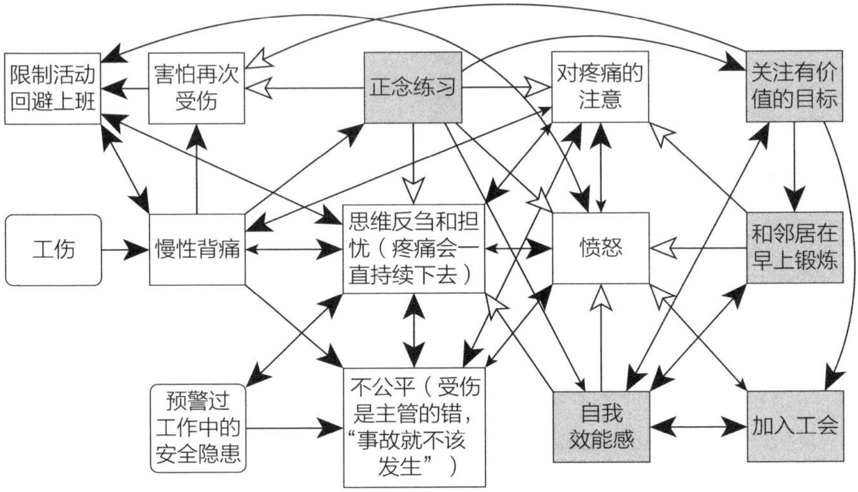

图 7-5　玛雅和邻居晨起锻炼以及加入工会的影响

玛雅一直不能摆脱慢性疼痛，也不能完全屏蔽围绕着疼痛和受伤的负面想法和感受。但如果玛雅成功地做到了这一点，她将利用新的、适应更为良好的方式来回应她的现实情况。玛雅将会被赋能，可以用有意义的方式来积极地塑造自己的生活，而不是成为周围境况的受害者。

然而，正如第十一章中将会阐述的，这些只是需要评估的预测。如果这些预测不正确，这些策略对网络没有产生预期影响，那么即使治疗师已经反复尝试，也需要为灵活地调整方法做好准备。我们将在第十一章中讨论治疗的过程时，再次讨论玛雅的案例。第十一章将说明如何在治疗过程中合并入数据，以检验假设网络的有效性，以及如何重新定位和重新考虑该方法，并在特定的语境下以灵活的方式应用合适的治疗技术。

行动步骤 7.1 填写你的完整 EEMM 模型

现在回到你在自己的生活中发现的问题。请根据之前的行动步骤（特别是行动步骤 4.3、4.4、6.3 和 6.4），看看你是否可以填写下面的完整 EEMM 模型中与你的问题相关的部分，主要关注适应不良的过程，如表 7-1 和表 7-2 所示。

请记住，保留和语境控制可能会涉及其他维度和层级的问题。

表 7–1　适应不良的完整 EEMM 模型

	变异	选择	保留	语境
情感				
认知				
注意				
自我				
动机				
显性行为				
生物生理学层级				
社会文化层级				

示例

表 7–2　适应不良的完整 EEMM 模型示例

	变异	选择	保留	语境
情感	我拒绝了那些可能会让我感到焦虑的社交场合	我立刻感觉好多了，但很快开始担心下一个场合	每当我相信这一点并逃避社交时，恐惧感就会越来越强烈	我的成长史、关注点和行为都强化了这一点
认知	我想我会让自己难堪，别人也不会喜欢我	如果我足够警惕，我就会有一种掌控感	不管别人如何反应，我都必须保持警惕，不让自己难堪	我的成长史和行为进一步强化了这一点
注意	我小心戒备即将到来的焦虑迹象	这样做让我觉得更安全，不那么脆弱，即使可能会影响我的表现	不管发生什么，我都需要保持警惕，以确保我不会让自己难堪	我的成长史、情绪和身体感觉进一步强化了这一点

（续表）

	变异	选择	保留	语境
自我	我认为自己是个“失败者”而且“不够好”	通过首先拒绝自己，我让别人的拒绝变得缓和一些	我只做那些能够确认我的自我认知的事情	我的成长史、关注点和行为都强化了这一点
动机	我首先关注的是不要让我自己难堪，我希望别人喜欢我	我想要安全感和被欣赏的感觉	不论别人做何反应，我必须保持警惕，不要让自己难堪	我的成长史、关注点和行为都强化了这一点
显性行为	我过度补偿，试图让自己表现得风趣幽默，或者退缩在家里	我希望被人喜欢，或者我想要回避因为别人的拒绝而受伤的感觉	不论别人如何反应，我必须证明自己，或者回避痛苦	我的感受、自我认知和动机强化了这一点
生物生理学层级	我的胃部痉挛，心跳加快，开始烦躁不安	我的身体准备好应对即将到来的危险	当我回避恐惧的时候，这些感觉变得更加强烈了	我的感受、行为和想法强化了这一点
社会文化层级	我在高中时学到，人被分为“成功者”和“失败者”	执着于这些非黑即白的术语给了我一种虚假的安全感	每一次我按照这些信念行事的时候，这些信念都会被强化	我的行动、成长史和感受强化了这一点

到目前为止，本书已经涵盖了基于过程的治疗的核心工具：网络方法和EEMM模型，包括其六个心理维度（认知、情感、注意、自我、动机和显性行为），两个层级（生物生理学和社会文化），以及四个关键特征（变异、选择、保留和语境）。我们已经将这些工具应用于临床病例，并通过行动步骤，应用于你在自己生活中发现的问题。到了这个阶段，我们将更深入研究变化的过程，以及治疗成功所需的机制。

第八章

对过程的深入了解

***

来访者生活中的一个个过程，塑造并决定了他们的现实状况。当这些过程适应良好时，来访者就会更加趋近他们的目标和愿望，走上健康、快乐和充实的生活之路。然而，当过程适应不良时，来访者的生活就会偏离轨道，养成自我毁灭的习惯，并将痛苦、不幸和遗憾带入生活。在基于过程的治疗中，我们的目标是帮助来访者扰动原有的适应不良的过程，建立新的适应良好的过程，帮助他们追求更深层和更有意义的权益。

前面的章节中我们已经讨论了过程在临床探索和发展中的作用，本章我们将在治疗的语境下研究过程。应该针对哪个过程进行何种治疗干预？如何衡量相关过程并追踪其进展？当功能分析中的过程发生变化时，功能分析会如何改变？如何在自我维持的网络中建立新的适应良好的过程？

本章将会探讨上述以及更多的问题。让我们再回到朱莉的案例。你可能还记得，朱莉很难维护自己的权益。她的母亲试图把她塑造成一个“好女孩”，而现在朱莉经常取悦他人。她真诚地想要帮助别人，这激励她获得了事业的成功，但也让她经常在维护自己的时候感到自私。

朱莉的丈夫经常不支持她，这进一步强化了她回避棘手对话的倾向。图8-1是朱莉的网络模型。居于朱莉临床状况中心的是她很难维护自己的权益，这一点被一系列其他因素所强化，并进一步助长了她适应不良的信念、行为和关系动态。治疗的目标是引入新的适应良好的因素，扰动原有的适应不良的因素，以便朱莉能够更好地维护自己的需求和界限。我们将探索使用EEMM模型网格实现这个治疗目标的方法，这部分内容将在接下来的章节中介绍。

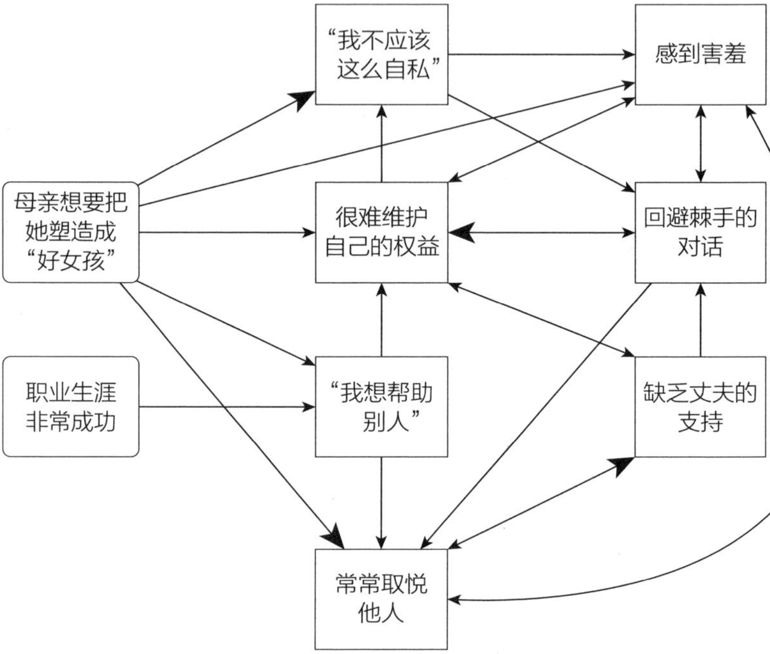

图 8-1　回顾朱莉的网络模型

EEMM 模型网格

扩展进化元模型（EEMM）在基于过程的治疗（PBT）中的优势，在基于过程的功能分析阶段尤为明显。EEMM 模型提醒我们，作为治疗师，要考虑如何引起变化，改变发生时如何识别积极步骤，如何促进这些步骤保持在正确的方向上，并确保所学到的技能适应内部和外部情境的挑战。EEMM 模型也提醒我们，作为治疗师，要格外留意，考虑相关的心理维度以及生物生理学和社会文化层级的分析。

第一组问题——EEMM 模型的竖列——由案例中因素之间的动态关系来回答。换言之，如果我们选择了关键节点和关系，第一组问题就由网络本身来回答。但请注意“如果”这个词引导的部分，我们如何提醒自己更准确地选出关键节点和关系？

从这一节开始，我们将使用一种我们认为有帮助的工具。这个工具有一个很大的好处，就是在如何使用网络进行基于过程的功能分析方面创造了更多的一致性，同时也为选择要追踪的案例特征提供了有益的提醒和积极的推动。请参阅图 8–2。

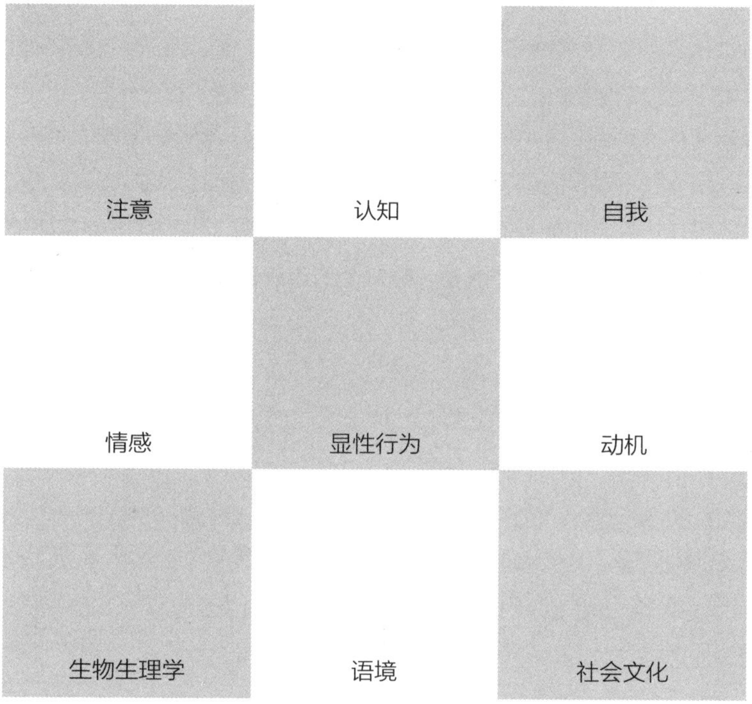

图 8–2　EEMM 模型网格

EEMM 模型网格是一个着色模板，由代表 EEMM 模型的不同维度和层级的方块组成。网格的目的是为特定来访者建立一个具有一致性的网络。这个网格将使不同的临床医生（无论治疗取向如何）能够得出相同的（或非常相似的）来访者问题网络。为此，重要的是使用来访者自己的话来描述问题（而不是对来访者早期的汇报进行解释），并做到尽可能具体（即询问实际事件、想法、行为等）。这些信息代表了问题的关键节点，包括任何调节变量和其他语境因素、六个心理维度，以及生物生理学和社会文化层级。这个网格将帮助你在创建来访者网络时，始终记得 EEMM 模型。并不是网格的所有方块都需要包含每个来访者的一个节点，但出现一个空的方块可能意味着你忘记了探索一个重要的维度。

网格是一种辅助工具，而不是套在脖子上的枷锁。有时，应用 EEMM 模型网格可能会在节点的放置和网络的图形简单性方面遇到阻碍，但这些问题几乎总是可以通过简单地重新设置网格中方块的位置而得到解决。我们建议在初始阶段就使用这个网格，以确保在简化网格之前，基于过程的功能分析是全面的。

如果我们在朱莉的案例中使用 EEMM 模型网格，将会改变她的网络模型，如图 8–3 所示。仔细观察后，请将其与图 8–1 进行比较，看看网格如何改变模型的结构和外观，而节点和箭头保持不变。接下来，我们将继续使用 EEMM 模型网格来描述来访者的网络模型，将每个节点放置在网格的适当区域中。

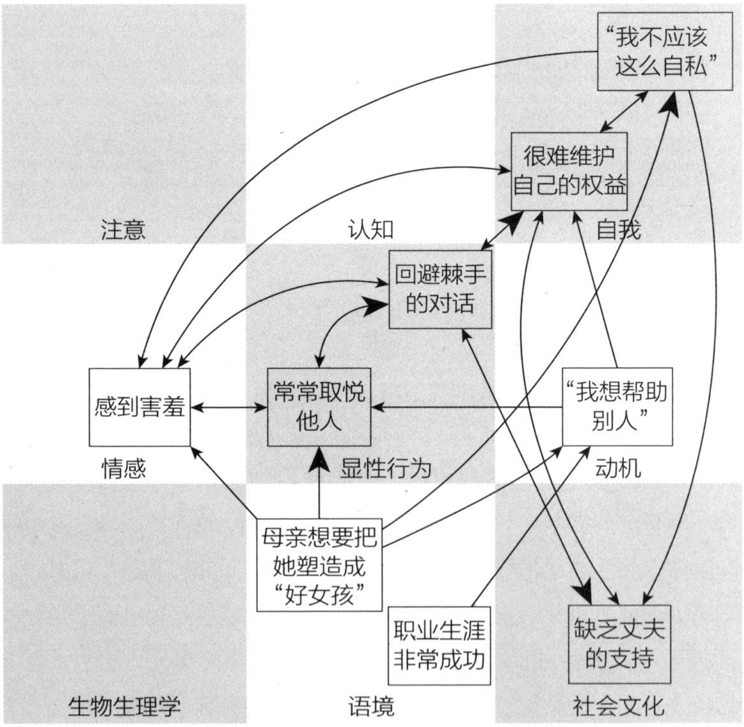

图 8–3　朱莉使用 EEMM 模型网格时的网络模型

你可能还记得，基于过程的诊断涉及几个步骤。这些步骤包括首先在EEMM模型中建立一个可以组织流程的模型，然后将目标集中在过程本身。这意味着我们将网络特征整理成为已知的变化过程和中介变量——所有这些都要考虑到来访者的目标。我们要特别关注自我扩增的关系和更大网络中的子网络，还要尽可能依赖于在实证基础上建立的关系。在随后的步骤中，我们根据需要测量过程和结果，并根据这些数据，重新考虑网络并在需要时对网络进行修改。我们在第三章中描述的基于过程的功能分析涉及一系列步骤，这些步骤需要一次又一次地重新回到网络模型，并尝试对各个因素做出调整，直到来访者做出改变。不过我们首先需要知道从哪里开始，变化才有可能发生。

确定相关过程

网络模型中的过程，重要性并不相同。根据来访者的困难、需求和愿望，一些过程发挥更为重要的作用，而另一些则不那么重要。某些过程可能处于中心位置，因为这些过程在很大程度上促使并维持来访者在困境中挣扎，或者常常阻碍来访者朝着目标和更深层次的权益取得进展。了解单个过程的作用，不仅会让你对来访者的情况有所了解，而且还会告诉你最好从什么环节着手开展治疗干预。尽管根据不同的来访者，过程总是不同的，但还是有一些经验法则可以遵循。

网络模型中的过程有两种类型：引发过程和维持过程。引发过程在解释问题如何产生时很重要，而维持过程在解释其如何维持时很重要。在与来访者工作时，我们对这两种过程都感兴趣。然而，对于来访者在困境中的挣扎，尽管了解其形成可能很重要，但更重要的是了解其维持的因素。通过找出维持过程，我们可以更好地了解来访者的当前境况，并获得所需的知识消除和减轻来访者遇到的困难。另外，引发过程只与它们对当前境况的说明程度有关。因此，我们把关注点放在维持过程上。

例如，在朱莉的案例中，她的母亲过去试图把她塑造成一个“好女孩”，这让她走上了一条取悦他人的道路。尽管了解了这一点确实解释了朱莉是如何在现在的生活中遇到这个特定问题的，但是其影响没办法消除，因为过去不可能因被扰动而改变。任何来访者想要解决过去的困难经历，都需要面对这个不幸的现实。然而，我们可以通过关注维持朱莉在困境中挣扎的过程，在当下做出干预。例如，不管朱莉过去与母亲有过什么样的经历，我们都可以通过让朱莉愿意参与棘手的对话，并练习维护自己权益的能力，帮助她学会放弃取悦他人。任何在当下维持了朱莉问题的过程，只要能够导致适应性，就都可以作为治疗干预的目标。简言之，在选择治疗中优先考虑的过程时，要选择维持过程。

过程的层次结构和“不可改变的来访者”

有一些过程包含了其他过程。例如，自我关怀可以被认为是一个单一的过程，但它也可以被解构为自我仁慈、正念和一种共同人性的感觉——承认痛苦是人类体验的一部分。这些被解构后的过程可以同样的方式被进一步解构成更小的部分。这种子过程越分越小的阶梯式结构，被称为过程的层次结构。当你观察来访者的网络模型时，请留意找到过程超集（较小的过程在其下运行的综合体），然后将其解构成更小的过程。

通过解构超集，你可以用必要的复杂性和深度来描绘来访者的案例，从而更公正地对待来访者的体验。更重要的是，如果根深蒂固的存在方式阻碍了来访者从你这里获得帮助，这样的解构就会给你提供一些治疗上的优势。有些过程可能已经在来访者的存在方式中变得如此根深蒂固，以至于似乎超出了任何临床干预的范围。然而，一旦这些过程被解构，你就可能会在一个容易改变的子过程中，找到一个可以开始的点。通过这种方式，你就可以逐步进入更大的过程。

例如，假设一位来访者坚持一种强调控制的政治和文化意识形态，但这种模式导致了人际关系问题。挑战整个意识形态体系可能不会有效果，但通过解构较大的模式，你可能会看到其由单个实践组成，其中只有一些实践干扰了来访者的目标。相应地，这些子集中的一部分可能很容易发生变化。

经典电影《美国 X 档案》（*American History X*）就是一个例子。演员爱德华·诺顿（Edward Norton）扮演了一个严格坚持仇恨和暴力意识形态的人。

然而，在与一名非洲裔美国囚犯成为朋友并成为雅利安兄弟会的会员后，他开始慢慢地放弃他那充满仇恨的信仰。这个改变不是一夜之间发生的，而是一个渐进的过程。通过新体验，他的核心信念逐渐被质疑。每一次新体验都在削弱支撑起其意识形态的支柱。尽管像这样的变化很少，但确实会发生，而且总是以微小的、不明显的方式开始。

同样，适应不良过程的层次结构可能会聚集成模式，在其描述下，似乎来访者不能改变（“人格障碍”就是经典和常见的例子）。在这种情况下，以过程为中心的方法提供了一条有用的前进途径。

变革过程的可及性

作为上述同样思路的扩展，有些过程更适合作为治疗目标，仅仅是因为其可以被更为直接地使用，来访者更愿意在这些领域工作，而且一个领域的变化过程会在另一个领域引起健康的变化。例如，来访者可能会因为有被虐待史，而有根深蒂固的信念，认为自己毫无价值。对这一核心信念进行正面干预可能是不切实际的，因为来访者可能会放弃治疗，而且直接处理被虐待史可能会让来访者出现离解，所以是无益的。相反，比如说学习痛苦耐受技能可能更容易进入，并可能随着治疗的发展逐渐开展更为困难的工作。这就是我们首先确定过程的层次结构的原因：因为将过程超集解构为子过程使其更容易被使用。

确定一个过程是否可以使用有一定的标准。你能使用治疗干预实现一个过程吗？你得到来访者的许可了吗？你具备所需的技术知识吗？设置和工作类型允许你这样做吗？当你询问可及性（accessibility）时，所有这些问题都需要考虑。与你工作的来访者可能受一种信念系统的束缚，但是他们不愿意审视这种信念系统。来访者可能允许你和他们谈论情绪，但是不能谈及其成长史。有时候来访者会给自己设限，这会成为障碍，而需要直接解决（例如，“我们不得不解决 XYZ，否则我们将无法取得进展”）。还有些情况，例如医疗保险在某种情况下不能包含某一治疗项目或重点，这也会成为障碍。不论障碍是什么，重要的都是识别障碍并找出排除或绕过障碍的方法。

测量相关的过程

在治疗中，你需要知晓你的治疗目标，以及你是在帮助来访者朝着他们的目标前进，还是在白费力气。而要想知道你是在帮助他们稳步前进还是在白费力气，就需要获得可靠的反馈，这也就是追踪重要过程的原因。

正如我们已经讨论过的，你希望关注那些对解决来访者问题至关重要，且临床干预可以使用的过程。找到满足这些标准的过程后，必须专注于该过程的特定方面。例如，对于一个经常用暴饮暴食来应对认为自己无价值想法的来访者，最好通过监控他们自暴自弃的想法来帮助他们。尽管这项工作具体做起来要复杂得多（不仅是追踪自暴自弃的想法），但是只要这些想法的功能影响对来访者的适应不良行为至关重要，就需要被追踪记录。对于正在应对同样问题的不同来访者，上述方法不一定适用。进行网络分析和个体评估，将会有助于你选出最值得追踪记录的相关过程。

对来访者来说，测量方法应该是可靠而且方便的，这样得出的数据更有可能是既准确又有用的。自我报告是一种流行的测量方法，但我们需要超越那些只能定期使用的广泛性的、基于心理测量的工具，转向可以经常使用并与内容相关的单个或短期测量工具。其中有些可以通过在现有的测试中采用具有高因素负荷的项目来生成。现在，这种测量工具的种类越来越多。评估间隔必须足够短，才能预估人与人之间的变异；但同时评估频率也要足够低，这样才能有足够长的时间跨度，以捕捉有意义的序列，同时又不会给来访者造成负担。

治疗会谈中的行为是现成的信息来源。随着治疗逐字稿的自动生成和评级技术的发展，评估来访者在治疗中的用词，也成了我们经常采用的方法。而且我们已经知道，对来访者用词的评估可以用来评估重要的变化过程。现在也出现了简单的生物生理测量方法（通常通过智能手机连接）。

现在让我们回到朱莉的案例。朱莉生活中遇到的困难有几个核心，包括她很难维护自己、倾向于回避棘手的对话，还有她习惯于以牺牲自我照料为代价而取悦他人。这些因素当前都是造成她陷入困境无法自拔的原因，而且都围绕着她觉得自己自私的想法。在接下来的对话中，治疗师将会建议朱莉追踪记录自己的自我挫败的想法，并为她提供一种追踪记录的最佳方法。

注意到朱莉的想法

治疗师：看起来你的想法和看待自己的方式，在你很难维护自己这件事中起着重要的作用。这样说准确吗？

朱莉：是的，可能就是这样。但我就是控制不住。

治疗师：我知道，想法是很微妙的。有时候，想法似乎有自己的头脑。它们随意来去，不太考虑我们是否真的想要它们。

朱莉：是的，有时确实有这种感觉。

治疗师：所以我并不是要让你停止去想你正在想的东西，因为这不符合我们大脑的工作方式。相反，我想确切地知道你的头脑有多频繁地想到这些让你很难坚持自己的想法。你明白我的意思吗？

朱莉：是的。那我们该怎么办？

治疗师：我交给你一个任务，请在下周完成。我想窥探一下你的内心世界，看看你的头脑是如何引发“自私”议题的，以及这个想法和类似的想法是否让你很难坚持自己的主张。这些可能是你贬低自己的想法，或者是那些让你灰心且不能维持人际关系中健康边界的想法。

朱莉：好的，我想我可以完成这个任务。

治疗师：太好了！现在我希望让这个任务对你来说尽量简单一些，这样你就不用到哪儿都带着笔和本了。你大多数时间都带着手机吗？

朱莉：是的，我去任何地方都带着它。（笑）

治疗师：太好了。我这里有一个简单的手机 App，会在我们设定的时间内每天向你发送四到五次回显信息。我会把链接发给你，初始设置是早 9 点到晚 9 点，不过你可以更改设置。当手机 App 向你发送信息的时候，我只是想让你说说，在刚刚过去的十分钟里，你是否曾经有过认为自己很自私的想法。如果有过这样的想法，在“完全没有”到“完全正确”的范围中，你认为这些想法的可信度是多少分。如果其他一些想法让你很难坚持自己的主张，你也可以在手机 App 中输入这些想法，然后从可信度方面进行评分。最后，这个App会询问你，你是独自一人，还是和别人在一起，以及如果和别人在一起，你们是否在谈论任何对你来说重要的事情，有可能是积极的事情，也有可能是消极的事情。你觉得这样可行吗？一天要做四到五次，每次只需不到60秒的时间。

朱莉： 是的，我想我能做到。如果当时时机不佳，我可能会略过几次，但是我会尝试做做。

治疗师： 太好了！如果你不得不略过一两次信息，是没问题的。只用看看自己是否可以完成其中的大部分。只是这样的想法，以及这些想法在未来七天内是怎样出现的。

如果使用这种类型的工具，一定要给来访者合理地解释清楚，从而让来访者理解测量的原因和内容。

这种类型的自我监控测量工具的一个优势是，测量本身就可以激励改变。朱莉可能会发现，仅仅通过更多地觉察自己的想法过程，并且知道治疗师会追踪记录这些关系，她在维护自己并参与棘手的对话时就会感觉容易一些。另外，她可能就不再盲目地遵循由于成长史而产生的想法的命令，而是可以在自己和自己的想法之间拉开健康的距离，放松诸如“我不能自私”等自我评判的想法的控制。所有这些因素（例如“避免棘手的对话”“努力维护自己”）都触发了自我挫败的想法，因此朱莉应该把它们记录下来（所以这个方向的关系是兴奋性的）。

如果我们在朱莉的网络模型中添加“记录自我挫败的想法”作为一个新节点（连同与其他节点的关系），并将其置于网格的认知维度中，得到的网络模型如图8-4所示。

朱莉网络模型中的这个新节点，不仅可以让我们对朱莉的问题有更加深刻的了解（我们能够更好地了解困扰朱莉的想法的类型和出现的频率），也在朱莉建立已久的过程中引入了一个适应良好的转折。通过这种方式，测量方法也可以成为干预方法。并非所有的测量方法都是如此。在下一次治疗会谈中，朱莉和治疗师要利用新学到的知识，相应地调整方法。这就是中介变量发挥作用的地方。

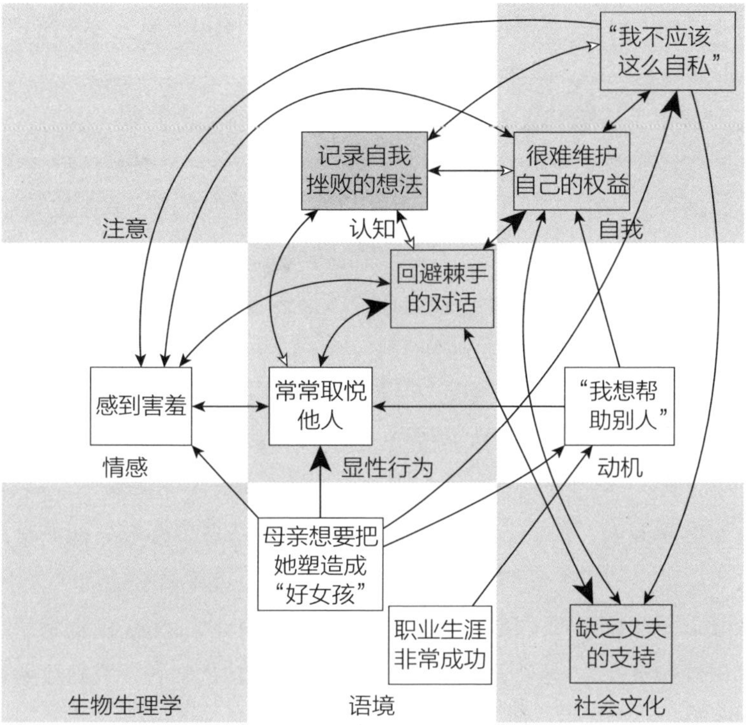

图 8-4　朱莉追踪记录自我挫败的想法的影响

选择中介变量

帮助陷入困境的来访者，可以采取无数种不同的方法。然而，为了化繁为简，我们编制了一份变化过程的部分列表，当来访者陷入 EEMM 模型的某个特定维度（认知、情感、注意、自我、动机或显性行为）或层级（生物生理学或社会文化）时，这些变化过程特别有用。这份列表基于全球关于心理和行为健康变化的中介变量的科学文献，并综合了大量元分析的研究成果。

中介变量是通向结果的功能性关键途径，它们受干预的影响，并在控制治疗因素后仍被证明与结果相关。简言之，中介变量是经验证具有治疗效用的变化过程。我们将这个有关中介变量的大型元分析戏称为“死星计划”，因为正如《星球大战》电影中的人造星球一样，这个项目规模庞大，耗时极长，而且我们认为它可能会严重扰动正在进行的活动。

这个大型元分析中纳入了所有符合标准的心理治疗干预 / 实验研究，以及所有心理治疗取向和主要治疗结果，在心理社会方法与常规治疗或无治疗相比较的随机试验中确定了重要的中介变量。使用非常广泛的搜索标准，我们确定了近 55 000 项可能涉及中介变量的研究。多个评级人员对摘要进行了独立评估，产生了近 110 000 个独立评级，最终确定了大约 1500 篇可能符合中介变量标准的论文。

经过对研究的长时间阅读和分类，我们创建了下面的表格（见表 8–1）。你可以按照 EEMM 模型的维度和层级，来查看最常被发现有效的是哪个变化过程。请注意，“死星计划”尚未结束，因此该表格不是最终版本。同时表格也不是面面俱到的，因为除了下面列举的以外，还有很多有效的变化过程。我们只描述了目前研究数据中显示的每个维度和层级中最有效的三个中介变量（略去了那些只提到了某横行标签的中介变量，比如那些仅显示“情感”是中介变量的研究）。另外，表格中所有术语均直接摘自各研究的原始表述，我们并没有在其中加入任何主观理论观点。

表 8–1　常见中介变量列表

维度	认知	1.	信念
		2.	认知解离
		3.	认知重评
	情感	1.	接纳
		2.	焦虑敏感性
		3.	自我慈悲
	注意	1.	正念
		2.	思维反刍和担忧
		3.	带着觉察行动

（续表）

维度	自我	1.	自我效能
		2.	自我调节
		3.	宗教性 / 精神性
	动机	1.	价值观
		2.	意图
		3.	目标
	显性行为	1.	应对技巧
		2.	行为激活
		3.	回避
层级	生物生理学	1.	神经生理
		2.	饮食摄入
		3.	运动
	社会文化	1.	家庭养育
		2.	社会支持
		3.	治疗联盟

你可以将此表用作参考指南，当来访者在某个特定领域陷入困境时，帮助你确定如何进行干预。你也可以选择关注此表中没有列出的一些项目。正如我们前面提到的，这张表还不是最终版本，也不是面面俱到的。你可以把这张表看作一份包含建议的实用指南，而不是一本写着严格规则的手册。

通过分析朱莉的网络模型，我们可以明显地看出，她在困境中的挣扎主要集中在显性行为领域。在行为领域中，她很难维护自己，回避棘手的对话，并经常取悦他人。在表 8–1 中，我们可以看到，应对技巧、行为激活和回避是最常见的三种显性改变行为的中介变量。

在朱莉的案例中，公开的回避似乎起到了特别重要的作用，因为对于那些威胁到她作为一个好女孩的自我意识的社会语境，她都很难投入进去。在未来的治疗中，治疗师最好监控朱莉参与回避行为的程度。下面这个治疗会谈中，朱莉就出现了回避行为。

治疗师： 我一直在看你想法记录中的数据，数据显示了一种很强的关联性。

朱莉： 你发现了什么？

治疗师： 如果你和别人在一起时头脑中出现了“我很自私”或类似的想法，那么你更有可能不会谈论任何重要的事情。根据你告诉我的信息，你不谈论任何负面事情的可能性是别人的五倍。但是看看这一点。当你有“我很自私”的想法时，和没有这种想法时相比，你接下来不会谈论正面事情的可能性也增加了一倍。这种想法让你远离所有的亲密谈话，不论是好是坏。

朱莉： 我以前也知道我在这样的情况下会回避谈论负面的事情，但是我很震惊我也会回避谈论正面的事情。我要想想，这是怎么回事？我在做什么？

治疗师： 我不确定，但既然正面的对话更令你惊讶，那我们就从正面的对话入手吧。我想我们需要更多的信息，需要更有意识地观察这种情况何时发生，以及发生的频率如何。

朱莉： 我很愿意。

治疗师： 你能否想出这样的一次对话，对话是“正面的”，但是可能跟“我很自私”的想法有些关系，所以你可能会回避？

朱莉：（停顿）这很奇怪，但我能想出这样的事情可能是如何发生的。如果我累了一天，回家时已经精疲力竭了，我丈夫就会跟孩子玩得很好，这对我很有帮助。他这么做很贴心，我都注意到了，但是从来没有跟他谈论过。（流泪）他这么做真的让我热泪盈眶，他真的很好。他不想让我去参加会议，但是他并不认为我想去参会是自私的。他从来没有这么说过。他其实说过恰恰相反的话（比如有时他会说我爱取悦他人）。但是当我注意到他和孩子相处得很好的时候，我会感到内疚，然后就会又产生那样的想法：我很自私。我确实需要维护自己的权益，的确需要，但是我觉得有时候我做自己很难——甚至要谈论的是正面的事情时也是这样。

治疗师：我能请你做这件事情吗？在接下来的一周里，你能有意地与丈夫进行至少两次积极的对话吗？特别是试着选择那些与你头脑中的“我很自私”的想法有着意想不到的联系的话题。就像你可以有意感谢他把孩子照顾得很好一样。尽你最大的努力进行谈话，同时尽可能保持开放——有点像“心灵侦探”。谈话过后立即简单地把发生的事情写下来。我们下次会谈时会来讨论这个问题。

朱莉：好的。我会做的。

这是一种行为暴露干预。在治疗的这个阶段，治疗目标仍然是帮助朱莉克服很难维护自己方面的困难，但是这一目标可能演变为聚焦于怎样做更真实的自己。通过记录行为暴露练习可以逐渐削弱她的回避行为。朱莉和治疗师将有机会更有意识地观察到朱莉回避行为的功能，更关注她的自动化习惯，更好地让她主动选择在人际关系中自己想成为什么样的人，以及如何成为这样的人。请注意，朱莉仍然不确定为什么她的丈夫不想让她去参加会议——她还没有跟丈夫谈论过这一点。如果积极的对话进展顺利，那么像这样更棘手的对话很快也会可以进行。如果我们在朱莉的网络模型中添加“记录和丈夫的积极对话”作为新节点，放置在网格中行为维度的一格中，将会得到类似图 8–5 的模型图。

朱莉已经同意，在之前曾经引发自私的想法因而回避的领域，与丈夫进行两次积极的亲密对话，并将暴露在这种对话中的影响记录下来。注意，这些干预都没有直接处理朱莉害羞的感受。尽管这些感受令人不快，并进一步加剧了适应不良的过程，但它们只是要考虑的次要因素。通过把朱莉的行为、想法和自我认知作为目标，她在别人面前容易感到害羞的问题很可能也会随之得到调整——虽然调整的进程可能缓慢，但会稳步推进。我们在朱莉的网络模型中引入了一个额外的元素，该元素由现有节点支持，同时削弱了现有的适应不良的结构。在随后的治疗过程中，朱莉将报告所发生的事情，根据她的反馈，治疗师和她可以决定将干预带到一个新的层级（可能会深化行为暴露练习）或者改变方向，尝试一些完全不同的干预。毕竟，这只是众多途径之一，还有许多不同的途径可供选择。

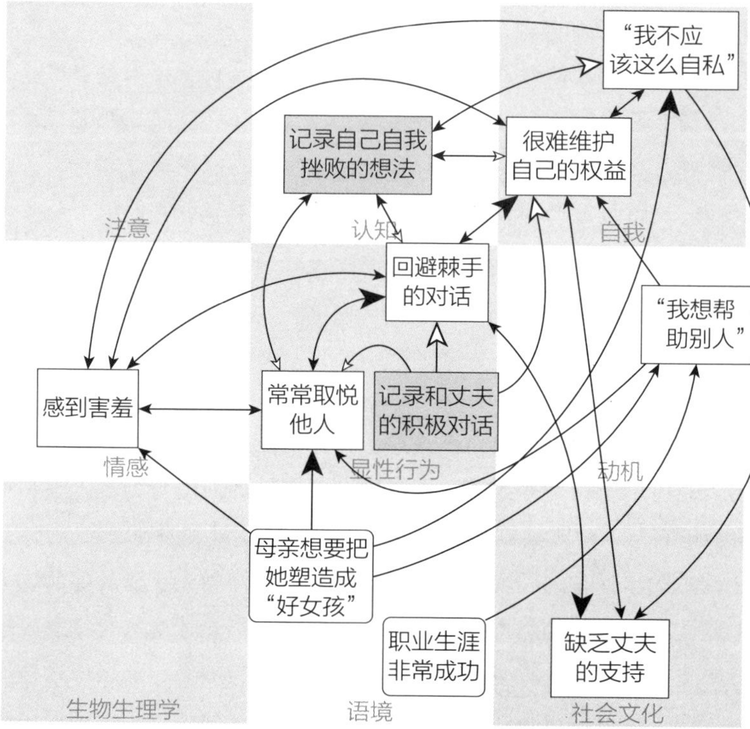

图 8-5　朱莉记录和丈夫的积极对话的影响

归根结底，基于过程的治疗工作始终围绕来访者的目标展开。尽管治疗师可能对来访者的最佳发展方向有自己的看法，但最终决定什么最重要、希望达成何种结果的，仍然是来访者本人。通常，来访者最初的目标是摆脱痛苦——无论是抑郁、焦虑、成瘾，还是其他困扰。然而，当治疗关注变化过程本身时，治疗师和来访者往往会共同构建新的愿景。目前尚不确定朱莉未来的重点是否会转向处理亲密关系、建立更健康的人际关系，或改善沟通能力，但可以预见的是，解开她长期以来对"自私"的负面认知，可能比单纯克服取悦他人的问题更有助于她真实地做自己。

我们的目标并非让来访者无限期地依赖治疗，而是帮助他们逐步实现自我成长和独立。因此，我们不仅要帮助他们以适应良好的方式重塑自身的心理网络，还要确保这一网络具有自我维持的能力。这意味着，在网络模型中，我们需要强化积极因素对适应良好过程的促进作用，同时削弱适应不良过程的支持结构。具体操作的难度取决于来访者所处情况的复杂程度、面临的困境以及个人目标。有时，我们可以直接将适应不良的过程转化为相同维度和层级下的适应良好的过程，但在这一过程中，需要密切关注网络某一部分的变化是否会对其他部分产生连锁反应。通过深入分析这些变化过程，我们能够识别出最关键的干预点，从而实现更有效的治疗效果。

行动步骤 8.1 适应过程

让我们回到你在自己生活中发现的问题。特别是根据你在行动步骤 7.1（适应不良的完整 EEMM 模型）中的回答，考虑表 8-1 中的过程、常见中介变量，并在表 8-2 中填入你认为需要加强的适应良好的行为，简要说明至少一个原因。示例如表 8-3 所示。

表 8-2　需要加强的适应良好的行为

	我需要加强的适应良好的行为（及其原因）
情感	
认知	
注意	
自我	
动机	
显性行为	
生物生理学	
社会文化	

示例

表 8-3　需要加强的适应良好的行为示例

	我需要加强的适应良好的行为（及其原因）
情感	接纳。通过进入自己害怕的情境而不是寻求逃避，我可以学会在这些情境下有效地发挥功能
认知	信念。通过建立新的信念，认为让自己难堪或是不被别人喜欢也是没问题的，我不会像之前那样努力想要回避以上两种情况
注意	正念。通过练习在当下觉察，我可以学会灵活地将关注点从内在转移到外在
自我	自我效能感。通过设置和实现目标，我可以重新相信我自己的能力
动机	价值。通过了解什么对我是重要的，我可以更加关注朝着这个方向采取行动，而不是被恐惧支配
显性行为	回避。通过让自己更多地暴露在恐惧的情境中，我可以学会在这些情境中发挥更好的功能
生物生理学	–
社会文化	社会支持。通过在我信任的人面前敞开心扉谈论我的困难，我可以学会放下围绕我的恐惧产生的羞耻感

第九章
扰动系统

***

促进重大改变的发生之路可能是步履维艰的。来访者寻求帮助以求改变的问题，通常都非一日之寒，而且网络中一系列事件的相互关系也都支持着问题的持续存在。来访者通常会有多个问题，每个特定的问题有多个特征。本书目前谈到的问题中，很少是单一的，或者是单一维度的。这一点对于作为治疗师的你，以及你个人选择关注的行动步骤同样适用。呈现的问题背后，常常会隐含额外的积极目标，你可能会希望这些目标也取得进展。

这也正是面对让来访者陷入困境的系统，采用网络方式来思考会如此有用的原因。在该语境下，你需要考虑如何以及从哪里开始工作。就像一位围棋选手谋划布局一样，理解案例中多个特征之间存在的关系，使你有可能选择最佳改变目标，将成功的可能性最大化。

考虑替代方案

任何一个给定的案例，几乎都不会只有一种解决路径，总是会有多种路径可供选择，而且每种路径都有自己的优势和劣势。治疗计划协议中，必须包含来访者的选择和知情同意，但是作为治疗师，你需要有战略思维，并关注那些成功可能性最大的替代选择。

考虑采用哪种推进治疗的路径时，请记住以下标准：可及性、中心性、胜任力、风险、改变的可能性和战略定位。根据这些标准给各种路径排序，有些路径会具有相对优先性。让我们来探讨一下这些标准。

可及性是指为特定目标而工作的能力，受职业角色、情境和来访者意愿的限制。你的职业角色可能不允许你涉及某些问题。在一些治疗系统中，有些精神健康问题不能由药物和酒精咨询师来处理，而是需要由不同专业知识的咨询师来处理。一位在慢性疼痛门诊工作的心理学家，也许不能以运动方案为工作重点，也不能处理药物管理的问题，因为团队中有其他成员负责这些方面的问题。抑或你的工作单位可能只允许有限次数的会谈，不可能深入挖掘更为复杂的领域。此外，来访者本身可能会限制可及性。你可能认为处理来访者的创伤史是关键，但是来访者可能会说他们还没有准备好面对这个问题。

中心性指的是某个问题、变化过程和来访者生活中与关键结果相关的部分之间所保持的联系的数量及强度。从网络结构的角度来看，一个节点在网络中的中心性可以通过其输入和输出的连接数量（即边和箭头的数量）来衡量。在变化过程的层面，中心性由这些连接数量、子网络的规模及其与最终结果的关联程度共同决定。中心性越高，意味着该过程对整体干预的影响可能越大，因此选择具有高中心性的干预点可能更有助于推动积极的变化。

胜任力指的是你实施可能会修改变化过程干预方法的能力。你可能很擅长修改认知过程，但不擅长修改情感过程所需的步骤。你可能在价值方面的工作做得很好，但在融合方面比较薄弱。加强薄弱领域固然重要，但利用优势促进目前可能的最佳结果也很重要，或者如果来访者不能从你那里得到所需的治疗结果，转介也很重要。下一章中会谈到，我们对“治疗核心程序”的定义就包括已知的胜任力，以便提供者可以评估哪些方法在特定的临床情境下最有可能成功地推动相关过程。

风险是指可能结果的范围，以及产生医源性效用的相对可能。根据医学职业道德[①]中至少不造成伤害的目标，低风险的过程比潜在高风险的过程，更适合作为干预点。

改变的可能性是风险的反面，即一定范围的结果出现实质性改善的可能性。有些过程相对比较难改变，可能存在一些中介变量，使得这些预估能够以循证的方式根据来访者及其情境的特征进行调整。一般来说，最好挑选出可以产生积极动力的目标，特别是在早期阶段。

许多因素与改变的可能性有关。经过较长时间固化的过程将更难被治疗

① 原文出自《希波克拉底誓词》，即医学职业道德圣典。——译者注

干预改变。例如，对于有三十年吸烟习惯的人，吸烟已经成了他们生活中不可缺少的一部分，相对于刚开始吸烟只有几星期的人来说，前者戒烟要艰难得多。此外，如果来访者从自己的困境中有某种形式的获益，可能更难采取步骤迈向改变。例如，如果一个人因为某个特殊问题而在某方面出现缺陷，并因此得到了经济补助，他在这些特定领域就很难出现改变，因为采取改善措施可能意味着他会失去部分甚至全部支持。同样，社会支持、文化问题、偏见、污名化以及各种各样类似的问题，也会让改变变得更难。

战略定位可能是最常被遗忘的特征，但是从某种程度上说，它又是基于过程的方法最重要的特征。战略定位指的是，目标过程和目标领域出现了期待的改变时，高效能的下一个步骤将会开始的可能性。很少有来访者经历了一次改变，然后就“完成”治疗了。即便治疗终止了，也要让来访者处在一个可以采取下一个积极而必需的步骤的位置上。

让来访者参与创建自己的网络，通常是一个好主意，这样治疗师就可以经常和来访者讨论继续进行治疗的不同路径，并以开放的态度权衡这些标准。如果来访者和治疗师就处理哪个过程达成一致，治疗师就可以进入下一个阶段。和来访者的讨论内容包括某个特定的治疗核心程序（下一章的主题）的风险和益处。

在我们具体探索案例中的这些问题之前，有必要对一些常见的临床失误保持警惕。进入治疗的这个阶段，如果一出现失败，我们就轻易地将其解释为“来访者的阻抗”“来访者的个性”或者其他此类判断，那将是危险且不人道的。治疗师这么做是因为，作为治疗提供者不知道如何助人会产生痛苦感受，而对来访者做出上述评判能够缓解治疗师的这种痛苦感受。根据经验，对于那些有着长期多重严重问题的来访者，治疗确实更难取得成功。尽管我们意识到，这种情况是治疗师应该知道如何应对的，但是目前我们尚不确切地知道如何处理。作为读者的你此刻正在读这本书，是因为你认真思考这项工作，这种心态就使你做好了最好的准备，有助于找到未来的解决方案。如果治疗师为了解释治疗没有成功的事实，就给来访者的脖子上挂上各种判断的标签，这是一种非常危险的自我安抚方式。

这种方式之所以毫无帮助，是因为其将复杂的问题过度简化了，而且没有形成额外的可行策略来帮助来访者取得进步。这样做也是不负责的，没有让治疗师注意到自己有能力做出反应。与这些做法相反，治疗师应该更深入细致地观察来访者的网络，并研究哪些事件和过程让来访者又回到了原有的模式。治疗师还可以改变那些可以改变的事情，比如治疗师自己的治疗胜任力，进行充分的基于过程的功能分析能力，或者让来访者接受并且有动力改变的能力。责任不在于来访者有某种道德缺陷，而在于其身陷其中的关系网络的影响力和复杂性。理解和处理这些是治疗师的职责，如果治疗师不具备所需的知识和技能，就需要承受其带来的痛苦，并作为一个专业群体共同努力来解决这个问题。

探究系统

在接下来的内容里，我们将用第六章案例中的来访者，来演示这些“网络思维”特征是如何生成干预策略的。你也许还记得，迈克尔是一位成功的企业家，由于早晨有脑雾状态而陷入痛苦挣扎。最初他只是担心这种状态会影响他的工作表现，但是经过进一步的调查，一系列其他问题显现出来。迈克尔缺乏锻炼，饮食习惯不健康，这些都导致他超重。此外，他还有睡眠问题和高血压。迈克尔曾有酗酒史，虽然已经戒酒五年，但他仍然注意到有后遗症。他生长在一个相对贫穷的家庭中，并从家庭中习得了一些价值，今天仍然在牢牢坚持。虽然这些价值使得他取得了事业上的成功，但是现在似乎阻碍了他更好地照料自己的健康。在图 9-1 中，你可以看到迈克尔的网络模型。

迈克尔的案例相当复杂，你可以感觉到迈克尔可能很难改变，因为每个特征和过程都被一系列其他特征和过程强化了。影响迈克尔网络中的任何一个节点可能都很困难，因为几乎所有相关过程都被多边强化了。此外，迈克尔做事的方式似乎很坚定——毕竟，这首先让他获得了财务上的成功。处于迈克尔临床情况中心的是他的观念——“自己就应该能做到”和“不要表现得比别人优越”。通过与迈克尔的谈话，我们很明显可以看到迈克尔坚定地秉持这些信念，这些信念使他能够建立成功的企业，但现在也阻碍了他接受外界的帮助。

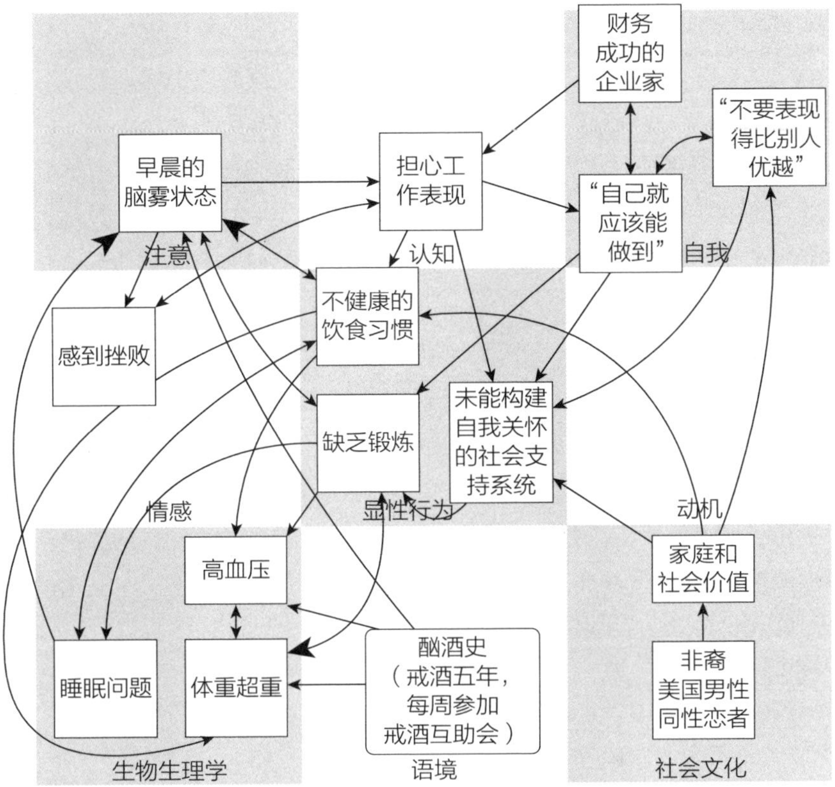

图 9-1　回顾迈克尔的网络模型

如果治疗师决定聚焦迈克尔的自我关怀和锻炼身体的问题，这些认知问题将会处于中心地位。但是由于迈克尔坚持自己的信念，在这些领域创造更多的认知灵活性——直接质疑认知系统本身，或是以其他间接的方式（例如，通过解离的工作）——可能会很困难，因为这些信念在商业上让迈克尔获益颇丰。不过，如果这个问题得到解决，自我关怀和锻炼身体可以作为不错的治疗焦点，因为锻炼身体不只和超重相关，也和他早晨的脑雾状态相关，进而和担心工作表现相关。

另一种替代途径可以是直接消除对工作表现的担忧，希望以此来消除不健康的饮食习惯。然而，这些习惯的形成也有文化的原因，治疗师可能会感到文化因素更难使用，从某种意义上来说，比起锻炼身体，迈克尔可能更不愿意处理这种暗含文化因素的食物偏好问题。此外，锻炼身体和超重问题关联性更大，与睡眠问题的关联同样密切。相反，为了改变其不健康的饮食习惯而改变他对工作表现的担忧，并不会影响锻炼身体。

还有一种可能的途径是直接关注睡眠问题，但是如果缺乏锻炼和饮食习惯维持原状，那么睡眠问题很难改变。此外，迈克尔还有可能会首先使用促进睡眠的药物来解决睡眠问题，和锻炼身体相比，这样做可能会带来使情况恶化的更大风险。

因此，治疗师的任务是消除迈克尔在其身体健康、自我关怀和锻炼身体方面的信念的影响。通过和健身和营养专家合作，迈克尔可能会取得更大的进步。要想实现合作，迈克尔需要首先愿意在健康问题上接受外界的帮助。他已经接受了心理学家的帮助（否则也不会前来寻求治疗），而且作为一名企业主，他很熟悉将任务委派给别人，而不是全部留给自己。从促进认知灵活性的过程出发，治疗师可以与迈克尔展开一种不同的对话，在互动过程中“即兴”创建一种认知灵活性干预框架。

迈克尔的自我关怀

治疗师：我想，如果要经营一家像你们这样的公司，应该需要大量细致的规划和强大的执行力。

迈克尔：是的，可以这么说。

治疗师：而且我想，你经常需要把任务委派给员工，并依靠他们的优势和专业知识，来完成你没有时间或者缺乏必要技能的工作，对吗？

迈克尔：是的，当然。你想说什么？

治疗师：我的印象是，在事业方面，你似乎有丰富的资源，而且毫不犹豫地接受别人的帮助。然而，当涉及你自己的健康问题时，你似乎会更坚持自己解决问题。

迈克尔：我从来没有这么想过。

治疗师：我想知道，我们是否可以采用你在工作上成功实施的这些方法，采取同样的视角来看看健康问题？

迈克尔：你的意思是找到一些人帮助我走出困境？

治疗师：是的，这是一个方法。在某种程度上，这就是我们在治疗中已经在做的事情，因为你来参加了这些治疗会谈，我就可以帮助你更好地控制早晨有脑雾状态的问题，对吗？如果我们用同样的方法来改善身体健康或饮食习惯方面的问题，会发生什么呢？

迈克尔：我明白你的意思了。不过，老实说，我觉得这样做没有必要，对我来说有点夸张做作。我是说给我找个"教练"？有点装腔作势。

治疗师：我明白了。但是看起来你自己处理这些问题已经有一段时间了，对吗？所以如果你继续沿用之前的方法，经验告诉你会有什么效果？

迈克尔：嗯，可能还是老样子。（轻声笑）

治疗师：我也这么认为。但是你知道，接受外界的帮助并不一定需要找个价格昂贵的健身教练。在你附近有一家24小时营业的健身中心，而且价格不贵。健身中心一直提供对会员免费的课程。你甚至可以加入一个锻炼小组，或者和朋友一起开始锻炼。但你不是一座孤岛——没有理由不带着你的"商业头脑"去迎接这个挑战。

迈克尔：有意思的是，我之前注意过那家健身中心，而且好几次想过是否要加入，甚至我有些朋友去那里健身！但我几乎马上就会想，还是自己做吧，思路就结束了。但有一点你是对的：事业上我不是这样的。如果我真的需要帮助，就会去得到所需的帮助。如果不那样做，我可能会失败很多次了。

治疗师：如果你觉得还没有准备好，你不需要承诺任何事情，但我想请你认真考虑一下，如果你想像在处理商业问题时那样，更多地关注自己的健康，你会开始采取哪些步骤，有什么不同的做法？

在这部分对话中，治疗师希望迈克尔接受要像对待商业问题那样对待自己健康的观点。这是一种认知重构干预，通过找到一个总体想法，能够更好地支持关于其境况的新思维方式（具体的细节是在当时产生的）。由于迈克尔在事业上习惯于将工作任务委派给第三方，如果他的情境可以以这样的方式构建，他可能会感到更倾向于在有关健康的问题上也采取相同的做法。

看到这种重构干预让迈克尔习惯的做法立刻有所松动，治疗师在谈话结束时，迅速贴标签并重述了这种“重塑”，然后给迈克尔留个小家庭作业进行巩固：“认真考虑一下，如果你想像在处理商业问题时那样，更多地关注自己的健康，你会开始采取哪些步骤。”

迈克尔坚持“自己就应该能做到”和“不要表现得比别人优越”这样的信念，造成了认知僵化，而这种方法绕过了这种认知僵化。治疗师没有对这些信念提出质疑或是试图削弱这些信念，相反，他将自我关怀与迈克尔熟悉且行之有效的语言规则相关联。如果我们增加“像处理商业问题那样解决健康问题”（及其关系）到迈克尔的网络模型中，将会得到类似图 9–2 的网络模型图。

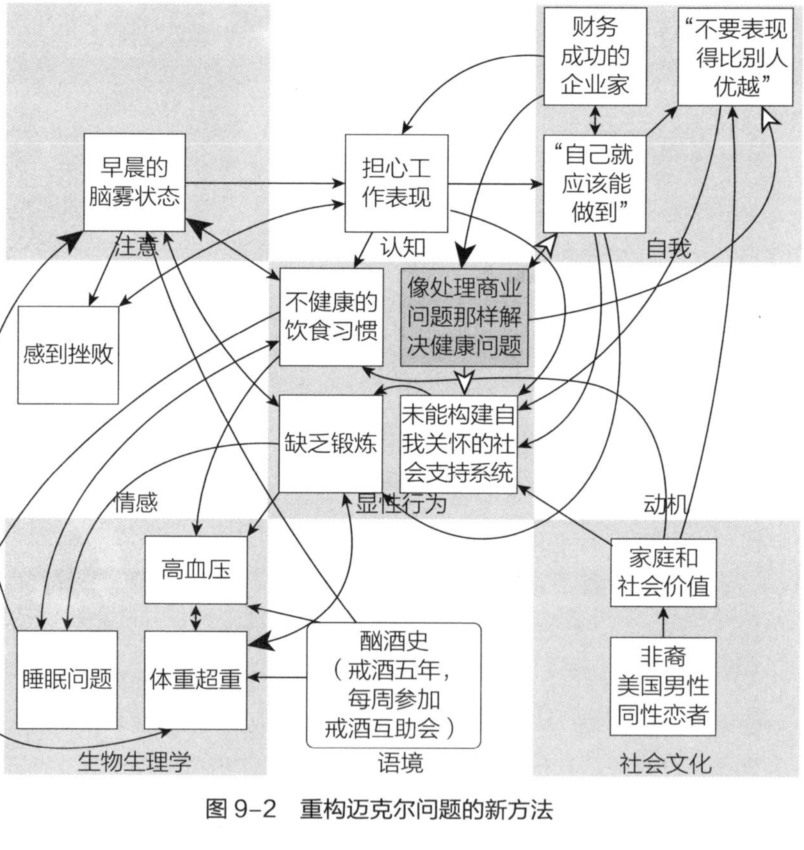

图 9–2　重构迈克尔问题的新方法

如你所见，这个简单的想法就已经可以削弱迈克尔刻板信念的影响了，否则这些信念会让他对干预产生阻抗。反之，推动这种新方法的是，自己作为一名成功企业家的经验，而且从某种程度上说，是他“自己做事情”的模式，他最初就是从这种信念中汲取经验，建立了自己的事业的。

请注意，这种干预本身并没有改变迈克尔关注的核心问题——他早晨的脑雾状态、睡眠问题和对工作表现的担忧——但干预建立了具体的步骤，迈克尔可以采取这些步骤，像处理商业问题那样解决健康方面的问题。这次干预过后，迈克尔加入了健身中心，开始上健身课。他喜欢这些健身课程，但是他很快发现如果有私人教练的指导，自己会更加努力地锻炼。他的一些朋友也找了健身教练，迈克尔很快发现这样做的时候，他只感到了负责和支持，并没有感到“表现得比别人优越”。所有的健康问题（超重、睡眠问题、早晨的脑雾状态、高血压）都有所改善，但是他还有很长的路要走。这些在下一个网络（图 9–3）中都会有所体现。如果我们增加新的节点“在私人教练指导下锻炼”（及其关系）到迈克尔的新网络模型中，会得到图 9–3 的网络模型。

到了这个阶段，迈克尔的治疗有两种方向可供选择。迈克尔仍然可以选择直接解决对工作表现的担忧。因为早晨的脑雾状态得到了改善，担忧也相对减轻，但是采取这种方法的主要原因可能是对他不健康的饮食习惯施加额外影响。

这个策略的主要替代方案是直接改变饮食习惯，这样做会非常具有挑战性，因为这是一种家族文化模式。但是迈克尔已经改变了另一种文化模式，并因此获得了益处，这种文化模式指的是“自己就应该能做到”和“不要表现得比别人优越”的信念，改变的方式是把商业智慧延伸到文化信念方面，并重构所需的步骤。

在与迈克尔的讨论中，治疗师把“生活这项事业”的挑战摆在了他的面前。

治疗师：你已经有了很大的进步。

迈克尔：确实有进步，真的，我确实有进步。我感觉比多年来任何时候都要好。我仍然需要继续降低血压和体重，我还是有睡眠问题，早晨仍然有脑雾状态，但我确实已经取得了很大的进步。

治疗师：医生说你现在的主要问题是什么？

迈克尔：她说除非我改变饮食习惯，否则无法实现目标。我摄入了太多

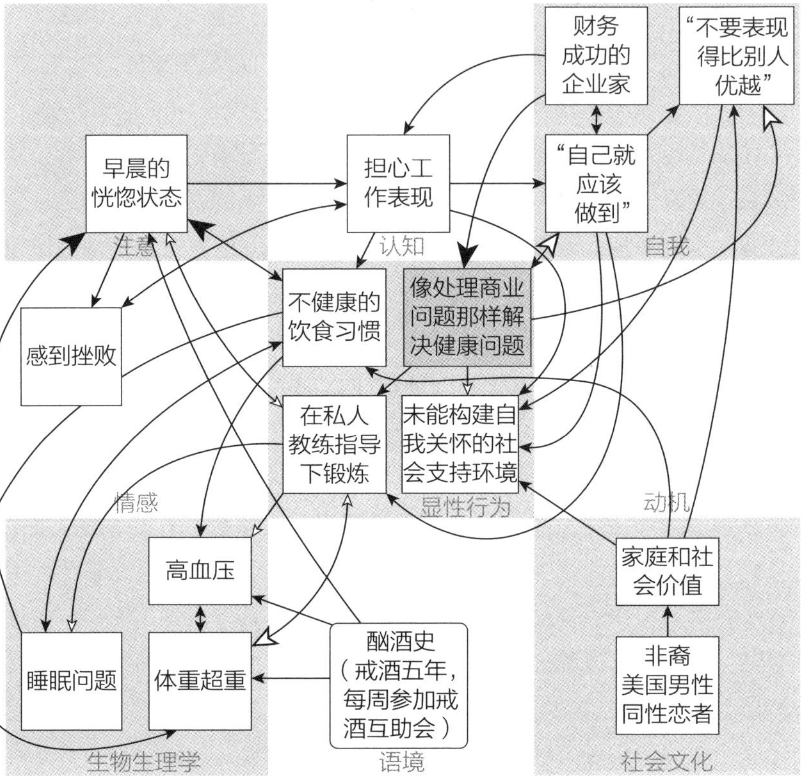

图 9-3　迈克尔在私人教练指导下锻炼的效果

的脂肪和肉类，这些我都知道，我的烹饪方式就是这样，因为我家族的烹饪方式就是这样。在我的世界里，家庭烹饪方式就是这样的。我的意思是，我甚至可以说是喜欢吃健康食物的。我喜欢吃沙拉，喜欢吃鱼，喜欢吃蔬菜。我只是不吃而已。对于大部分这些健康食物，我甚至都不知道该怎么烹饪。

治疗师：所以呢？

迈克尔：别这么看我！（微笑）我知道你在想什么。健身教练是一回事，但是我可不需要再找一位厨师了。我的意思是，费用我承担得起，但那不是我的行事方式。我要是这么做，我的母亲会在坟墓里死不瞑目的。

治疗师：好吧。我承认。我刚刚就是这么想的！但是我们还可以做什么？带着“健康也是我的事业”的心态去应对这个问题。

迈克尔：嗯，我不知道。我想也许可以做这件事。我在电视上看到了新冠疫情期间流行起来的一个广告："我们会把健康食品送到您的家门口。"甚至健身中心有这些广告传单。实际上看起来还不错。

治疗师：你愿意尝试一下吗？

迈克尔：为什么不试试？只有尝试去做，才有成功的机会。

通过建议迈克尔像处理商业问题那样处理健康问题，治疗师就能够像图9-4显示的那样对迈克尔的网络做出修改。订购健康饮食计划，对他早晨的脑雾状态、高血压、睡眠问题和超重问题都显示出了积极的影响。这是针对一些关键健康问题的有效干预。

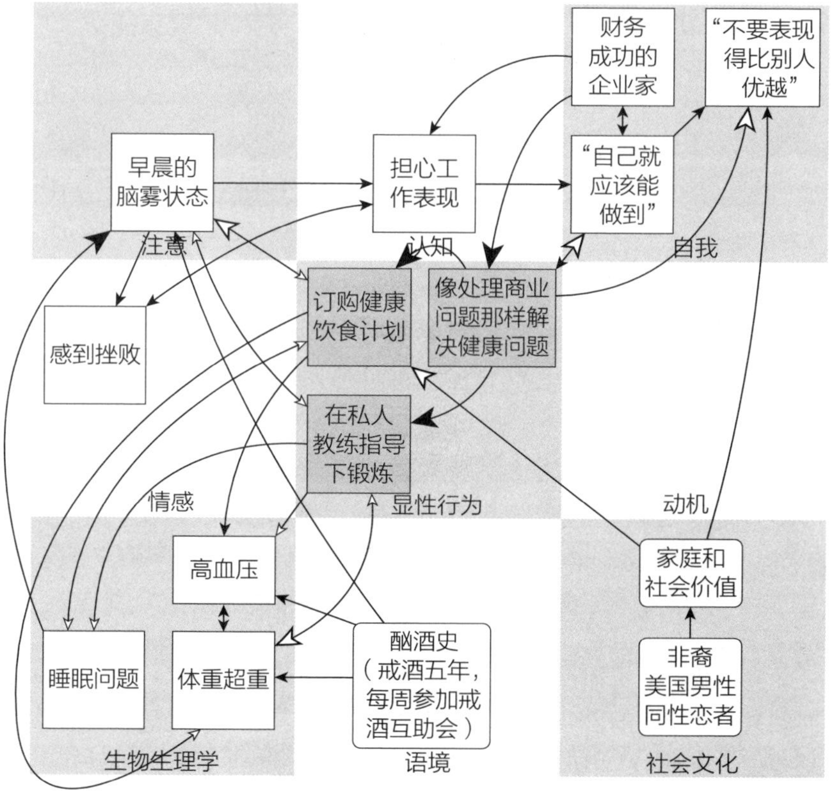

图 9-4　迈克尔订购健康饮食计划的影响

简化网络

如果迈克尔持续取得进步，健康领域的问题节点就会逐渐从网络中去除。如果这些节点都达到了合理的水平，网络就会简化很多。图 9–5 可以显示出这一点。

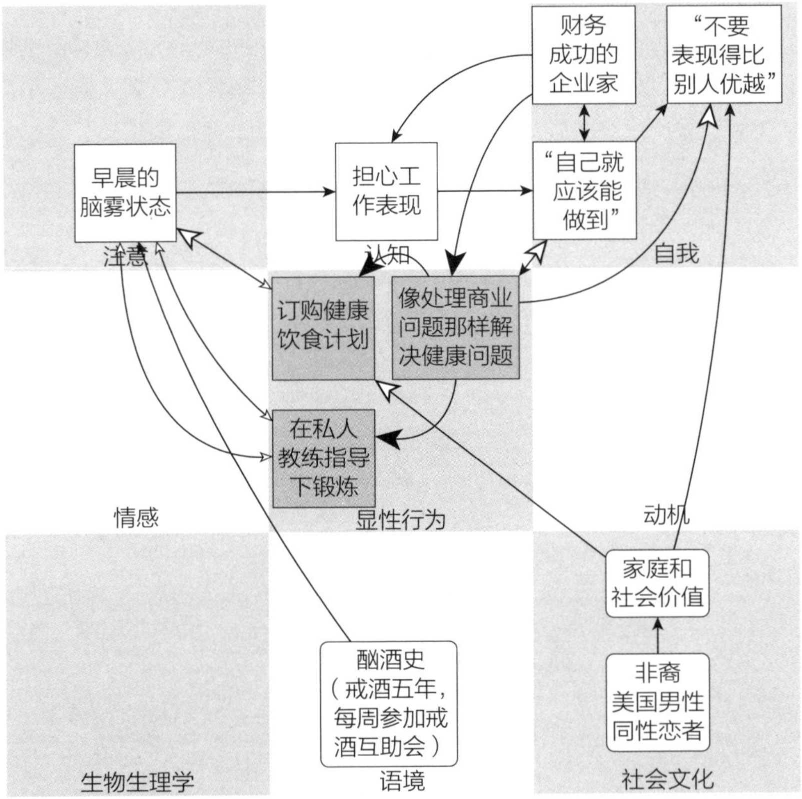

图 9–5　迈克尔案例的解决方案

迈克尔仍然为工作担忧，但其严重程度不足以成为一个问题。作为曾经多年酗酒的遗留影响，早晨的脑雾状态还是个小问题，但是通过将商业管理技巧带到了餐桌上，迈克尔已经成功地管理了健康问题。商业管理技巧同样也被带到了健身房。他家族中的独立、谦逊和努力的价值，不再是他解决健康问题的障碍，而是商业上成功应对挑战方法的延伸，对自我关怀和身体健康起到了支持作用。

在这个案例中，关键的变化过程是更大的认知灵活性，这种认知灵活性是通过在迈克尔商业成功的思维方式中，分级重新定义健康挑战而建立的。这种重新定义的方法，避免了直接认知冲突，直接认知冲突会让他不能用新的方法来调整适应健康挑战，也不能凸显出他在问题解决方面的能力。选择的进入目标（entry target）需要考虑到各种替代方案的可及性、中心性、胜任力、风险、改变的可能性和战略定位问题的容易程度，以便最大限度地成功扰动系统。

留心寻找拐点

网络中的改变有时候是突然发生的。在实际情况中，治疗过程几乎从来都不是缓慢而持续的过程。更常见的情况是，尽管来访者和治疗师付出了巨大努力，但初始时期系统只显示出很少的变化。这是因为一个复杂的网络对外界压力具有很强的承受能力。当改变最终发生时，会在网络到达拐点时突然发生。网络稳定性的这种变化可以用一个球从一个谷底（位置 1）滚过一个谷峰（位置 2）再到另一个谷底（位置 3）来描述（如图 9–6 所示）。

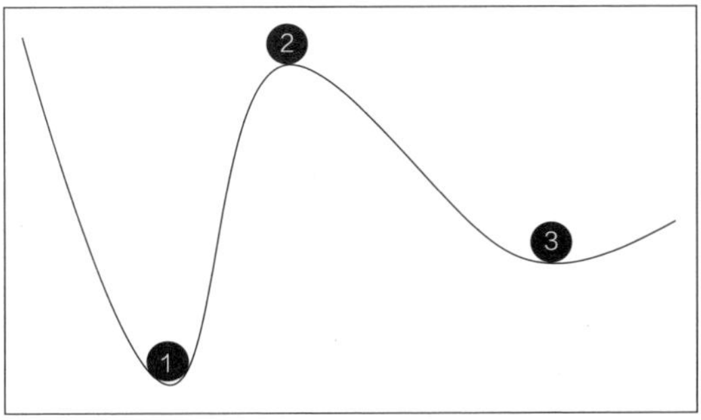

图 9–6　一个动态系统的拐点

谷底较深（如位置 1），网络就会更有承受力和稳定，因为需要更多的努力才能将球移出谷底越过谷峰。但是，一旦球到达拐点（位置 2），即使仅仅施加一个小的额外扰动，也可能让其发生突然的位移。结果就是，网络发生了巨大的转变，产生一个新的作为替代的稳定的状态（位置 3）。

根据一些因素，这种新状态可能或多或少地抗拒变化。图 9–6 中的例子表明，由于谷底相对较浅（位置 3），新的网络结构对改变的阻力相对较小，将球移出谷底所需的努力也较少。显然，这对迈克尔来说是个好消息，因为恢复适应良好状态所需的努力相对更少。

一般来说，当局部扰动导致多米诺骨牌效应时，由高度互联的节点组成的网络可能会达到这样的拐点，在外部扰动达到临界阈值后，节点进入系统过渡阶段。相比之下，互联程度不高的网络（即以弱连接或不完全连接元素为特征的网络）更有可能在这种扰动下发生更缓慢的变化。

到达拐点的一个常见条件是一个正反馈循环，一旦到达拐点，就会推动系统转向另一种状态。对于此类系统的总体反应，有两个重要特征：第一，节点具有异构性；第二，节点具有连接性。这是因为网络的连通性和同质性决定了网络的稳定性。

事实上，所有复杂的网络都具有这些我们已经讨论过的通用特征。这些特征可能是突变之前通常会出现的脆弱性的重要标志，而突变可能标志着一个可能导致拐点的关键过渡阶段。这可能对心理健康非常有价值，因为这种网络的数学模型可以预测某种障碍的缓解，它可能为早期干预提供一个关键的窗口，以防止问题复发，甚至防止问题发生。

虽然数字化心理健康技术不在本书的讨论范畴，但它正逐步应用于 PBT 工作。未来，治疗师将能够利用生态瞬时评估数据，更精准地描绘来访者的动态网络，从而识别可能引发临床重大事件的拐点。已有研究表明，个体化的复杂网络分析在预测重要事件方面表现优异，例如治疗中断、治疗获益、惊恐发作的发生、躁狂发作、精神崩溃，甚至自杀风险等，比传统测量和评估方法更具前瞻性。然而，我们该如何才能有效扰动适应不良的网络呢？作为治疗师，我们可以运用哪些具体的治疗策略？下一章将探讨其中一些关键策略，我们将其称为“治疗核心程序”，它们是旨在调整改变过程的基本干预元素。

第十章
治疗核心程序

***

人类是复杂的系统。无论是在个体层面，还是在由个体形成的复杂社会系统中，都是如此。心理治疗是一个动态过程，旨在在这些复杂的系统中带来适应良好的变化。变化过程是一系列具有功能性的连续变化，而不仅是静态的瞬间记录。如果变化过程要成为 DSM/ICD 的替代方案的一部分，那么这些过程必须直接且成功地引导干预策略的选择和实施。这些策略的基本要素是治疗核心程序——用于修改变化过程的特定方法。本章将讨论并说明其中的一些核心程序。

尽管循证干预最初是以过程为导向的，但是在过去的 40 年中，它却逐渐成为 DSM /ICD 定义的治疗特定精神综合征方案的同义词。令人遗憾的是，这种方法在疗效和临床应用方面都存在明显的局限性。来访者通常不会把“症状”当作他们生活的焦点——这种观点源于对人类痛苦的生物医学化，以及由此逐渐引发的文化变迁。在接受循证干预后，许多的来访者仍然“有症状”，而且更多来访者认为他们的问题（通常超出了典型症状的范围）没有得到充分和适当的解决。在治疗提供方面，用所谓的循证治疗方案来培训治疗师既不可行也没有意义，因为许多方案需要经过数月的培训才能完成治疗开发人员构建的艰巨任务。

所有这些问题结合在一起时，结果令人担忧：很少有来访者能够获得针对其具体问题的循证治疗，也很少有来访者最终能够达到令人满意的状态，而且受过充分培训的治疗师太少，无法提供这些必要的循证治疗。与此同时，从整体系统来看，心理问题的患病率正在上升而非下降。

模块组装式治疗技术的发展是一个积极的中间步骤。一些临床研究人员没有对 DSM/ICD 定义的特定障碍制定完整的治疗方案，而是检查了少量治疗组成部分的效用，这些治疗组成部分可以根据需要使用或搁置。即使是在发展的早期阶段，也有证据表明模块组装式的方法比综合征方案方法更有效。这些模块通常针对特定的问题，例如旨在加强亲社会行为和阻止行为障碍儿童的攻击行为的行为模块。其他临床研究人员创造了模块组装式干预措施，使用一小组的组件干预，应用于许多问题领域。这些包括所谓的“跨诊断”干预，如统一协议和 ACT。

根据模块组装式干预措施的逻辑，下一步是确定构成治疗模块的关键要素，并确定这些要素如何参与变化过程。掌握了这些信息，就有可能针对特定个体，识别干预中需要包含哪些核心程序，并有效实施。这些核心程序可能修改与个体相关的变化过程。

我们相信，我们已经掌握了一些采取下一个步骤所需的证据，例如，在与现有组件分析相关的已知改变过程，或者在创建和使用各种更有限的方案中，如基于网络、手机应用程序、书籍和电话的治疗方案。还有一些证据来自短程（比如单次会谈）治疗方案中过程和结果的改变。随着 PBT 对我们的研究产生影响，我们也可以获得更多个体化的纵向复杂网络数据。

基于过程的愿景是，用个人定制的方式，将理论上和经验上连贯的变化过程，应用于广泛的问题领域。这样治疗师的培训任务就不再那么令人望而生畏，培训内容将集中在如何使用变化过程上，使治疗核心程序适应来访者的需求。虽然基于过程的方法需要精心设计和经验支持的变化过程模型，但它并不要求治疗方法与对广泛“流派”或者综合性的“一刀切”治疗方案的先验承诺相关联。实际上，我们希望 PBT 可以容纳任何以经验为基础并和循证的变化过程相关联的治疗核心程序，从而逐渐淘汰由技术定义的治疗计划和“治疗流派”。

让我们用一个隐喻来说明。治疗核心程序可以被视为建筑元素，如果要建造一栋房屋，可能需要砖块和窗户、水槽和水龙头、门和木材。如果要求只使用一种品牌的建筑元素，会显得不合常理：最好的窗户可能是一家公司制造的，而最好的门可能是另一家公司制造的。除此之外，是建造一栋房屋还是一个花园棚屋？任何一种特定建筑元素的效用都必须根据建造的目的和阶段来考虑。

同样，治疗师需要根据个体来访者的需求构建可能有效的干预方法。在治疗核心程序或技术的层面上，功能折中主义是有意义的，但不能以空洞或盲目的方式进行。在 PBT 方法中，治疗核心程序是为了完成经验和概念上必要的任务：参与并改变特定的变化过程。

到目前为止，我们聚焦需要改变哪些过程以及如何改变，这时就会出现一组更易于管理的选择。过程是分层排列的——有些是广泛和多层面的（比如心理灵活性），而另一些则更基础（比如强化习惯改变）。治疗核心程序也是如此。我们已经知道一些干预模块（如冥想练习）可以改变几个重要的变化过程，其他干预模块（如放松训练）则更侧重于 EEMM 模型的一些特定横向维度的内容。

目前，我们尚无法列出一个全面的治疗核心程序清单。部分原因是“针对综合征的治疗方案”时代的主导地位。大多数的研究工作都集中在整体治疗方案上，以至于在循证治疗的很多领域，组件分析长期被忽视。此外，对综合征的关注，极大削弱了对变化过程的注意，以至于治疗核心程序没有系统地和变化过程联系起来。换言之，随着 PBT 时代的发展，“针对综合征的治疗方案”时代的局限性依然存在。

幸运的是，这样的情况正在迅速改变，与过程相关的组件的元分析开始出现，这表明未来可能会形成一份实证衍生的治疗核心程序列表，超越我们最初有限的尝试。本章只列举示例，我们承认治疗核心程序有所重叠，并且在特异性水平上有所不同，因此一些核心程序可能被认为是其他一些核心程序的组合或修改。

我们可以为治疗核心程序提供以下操作性定义：治疗核心程序是功能上系统化、实证支持的干预方法类别，与适当全面且可验证的理论模型相关联。这些理论模型已知会影响特定的循证的变化过程和后续结果，并且在技术上有充分详细的说明，能够提供已知的治疗胜任力来保证其获得和实施。简言之，治疗核心程序是几组特定的方法，一旦这些方法被学习和实施，将可以以可预测的方式，推动产生特定的变化过程和后续结果。

让我们用建房子的隐喻来阐述。如果建造房屋时需要让自然光进来，就需要有扇窗户。砖头或水槽完全无法满足这个功能。窗户可能在尺寸、形状、颜色和材质上各有不同，需要根据特定的应用领域，判断哪种是更好的选择。一个优秀的建造者需要掌握足够多的组件安装知识，来满足消费者的需求，甚至可能需要知道怎样从头开始制作一扇具有特殊用途的窗户。只知道怎样安装一种型号和种类的窗户是远远不够的。

同样，每个治疗师都应该熟悉足够范围的治疗核心程序，以便在有适当支持和全面的分析和干预模型中有效地工作。所谓“适当”和“全面”指的是该模型涵盖了 EEMM 模型中提到的足够多的问题，可以充当分析和干预的良好而灵活的指南。最高效的治疗师能够以最佳的方式将这些核心程序结合起来，使这些核心程序以最佳的方式处理特定来访者的关键过程。这是 PBT 的基础。

将核心程序视为功能类别的一个重要意义在于，有些核心程序需要在现场创造以适应来访者的特殊需要。如果核心程序是“即时”创建的，那么通过精心确定其针对个体来访者的近端过程目标，并将其理论联系到已有影响的核心程序，它们就可以在一定程度上迅速成为循证实践的一部分。PBT 作为一种循证实践模式的部分魅力在于，其既接受临床创造力，又引导临床创造力的产生。只要改变的过程有充分的实证基础，而且和来访者明显相关，任何推动这些过程朝着积极方向发展的方法，都可以被视为循证方法的一部分。

《基于过程的 CBT》一书描述了许多治疗核心程序。这些都是基于认知行为心理学博士教育跨组织工作组的共识结果。该工作组的职责是识别核心程序胜任力，以制定指导方针，将美国的博士教育和认知行为心理学培训结合起来。工作组列出了一系列核心程序的临床胜任力，我们随后在此基础上进行阐述和扩展。我们在此将简要地回顾其中一些胜任力，不过你最好查阅我们早期的文献，阅读关于这些胜任力和核心程序的更为详细的讨论和说明。尽管如此，我们必须承认，在这个领域中我们仍然处于“摸索”阶段。工作组指出的一些核心程序仍然过于宽泛；一些更像是改变过程而非核心程序，还有其他核心程序尚未说明。下面我们开始探讨其中一些核心程序。

针对注意的核心程序

我们通常关注环境中重要的事物，而较少关注不太重要的事物。从更专业的角度来说，通过行动，我们可以增强或减弱内部或外部事物对我们心理活动的刺激控制。

注意是一种认知行为，与所有心理活动一样，注意力是一种有限的资源。一天只有这么多时间，人们能察觉到或注意到的事物就这么多。当我们试图将注意力分散在两件或更多事物上时，就能够感觉到这种资源的局限性。在许多情况下，如果同时进行多任务处理，就会对试图结合在一起的多个行为造成影响。这就是为什么开车时发短信往往是致命的。

这并不是说我们不能一边蹦跳一边嚼口香糖。从某种程度上说，我们是可以进行多任务处理的，只要两项任务都是相当自动化的，不需要额外的认知管理。发短信不是自动行为，因此需要大量的认知和注意资源；开车从某种程度上说是自动化的，但是无法对复杂情况或是意外情况做出快速而安全的反应。会影响开车行为的，不仅是发短信的行为，即便是使用免提功能交谈，也会增加发生事故的风险，因为我们的注意力被开车以外的任务吸引了。

我们关注重要的事物，而忽略或自动化其他事物。显然，对一个人来说重要的事情，可能对另一个人不那么重要，甚至根本不重要。养狗和爱狗的人会更关注附近地区的狗，鸟类学家更关注鸟类。

经验和态度塑造了我们的注意力。如果你在生长着很多蜘蛛的国度中长大，就不太可能会害怕这些生物。实际上，在很多文化中，狼蛛被视为美味佳肴。如果你在这样的文化中长大，却从来没有接触过狼蛛，你和狼蛛的关系会大不相同。不过，很多极度恐惧蜘蛛的人甚至连看一眼蜘蛛都想回避。如果这些人被鼓励反复看蜘蛛图片，有时恐惧就会逐渐减少。

基于这种观察，研究人员开发了一种程序化的训练流程，称为注意偏差矫正（attention bias modification）。这是一个关注点相对狭窄的治疗核心程序。该训练流程是基于这样一个事实：仅仅反复呈现蜘蛛照片，甚至只是潜意识呈现（即呈现这张照片的时间非常短，以至于人们意识不到曾经看过），都可以导致某些人恐惧情绪的减弱。

当然，这不仅只在蜘蛛方面有效。适应不良的自我关注是许多社交焦虑患者的关键特征。当面对社会压力，比如要公开发表演讲时，一些社会焦虑患者会把注意力集中在自己和自己的内在体验上，而不是专注于演讲的主题以及如何更好地服务听众。结果，他们很难关注自己的论点，以及是否充分涵盖并清晰表达了关键要点——而这些才是成功演讲的关键认知任务。相反，他们关注的是自身，有时候甚至感觉像是正在注视着自己。当他们感觉自己渐渐走神不再关注当前任务时，恐惧可能会进一步加深。如果他们开始加倍关注自身，比如自己的身体、心跳、脸红等，他们可能会完全失去对演讲内容的掌控。

同样的恶性循环也体现在一些勃起功能障碍患者的身上：他们可能不会增强对性刺激的反应，而是关注自己的焦虑和表现，而这些事物本身不具有性唤起的作用。注意过程是与社交表现恐惧密切相关的初始认知阶段之一。注意训练流程使人们可以用更灵活、流畅和自愿的方式来分配注意力。

一种常见的修改注意过程的策略是正念训练。正念是许多新行为疗法（如正念减压、接纳承诺疗法、辩证行为疗法、正念认知疗法等）的组成部分。正念是一个宽泛的术语，有很多不同的种类，但是几乎所有的形式都包括注意训练。例如，包含“跟随呼吸”的内观方法，让人们可以观察到注意力何时分散，并将注意力重新带回至关注呼吸上。正念方法可以帮助人们摆脱对过去和未来的习惯性关注（这种习惯性关注正是思维反刍和担忧的根源），并将觉察锚定在当下。从本质上说，正念过程启动了对注意力的重新分配，从未来的威胁或过去的丧失和失败转向当下的感官体验，从认知过程转向特定的感觉。

正念练习包括身体扫描冥想、呼吸计数冥想、日常生活中的正念、仁爱和慈悲冥想等。

正念需要我们对核心程序的“功能类别”加以注意。大多数正念练习涉及不同的改变过程。学习用正念来集中注意力需要一定程度的情绪调节、认知开放性和对自我叙事的脱离。这样的广度并不会削弱其作为核心程序的有用性。并不存在先验的理由，要求所有核心程序都只针对一个变化过程。有些核心程序确实是这样的，但有些不是。更重要的是，要知道哪些过程通过特定的核心程序参与其中，并确保这些过程都和特定案例相关，或者至少确保关键过程能够被推动，而其他变化过程不会被扰动。即便是简单的核心程序也可能涉及多个过程。例如，社交技巧训练主要针对外显行为，但通常以事实上的暴露形式进行，并产生情感影响。因此，尽管正念因其复杂性而显得独特，但是其影响广泛，所以仍然可以作为核心程序。

针对认知的核心程序

大多数形式的循证治疗，当然还有一些行为和认知疗法，都包括许多以认知为目标的核心程序。构建过程和核心程序使用的最受欢迎的模型之一，是阿龙·贝克（Aaron Beck）及其同事开发的 CBT 模型。人们通常认为，思维方式（如自动思维和认知图式）在 CBT 模型中的改变，可以说明治疗的益处。因此，CBT 模型主要从修改来访者的适应不良的信念入手，让这些信念无效，同时使其他图式可用。在 CBT 模型中，思想被视为假设，它们可以表现为特定情境中的自动化思维，或者是关于自我、未来或世界的整体性信念。

接下来我们要探讨贝克的模型如何将认知改变的过程与治疗核心程序联系起来。首先要注意一点，当前要充分利用基于过程的方法仍然需要模型的支持。例如，EEMM 本质上是一个“模型的模型”，它本身并不是一个具体的治疗模型。仅仅知道认知的重要性，以及认知僵化可能会带来负面影响，并不足以有效地进行干预。为了证明这个论点，我们将描述贝克模型中的认知过程以及针对它们的认知核心程序。随后，我们还将简要探讨一种来自更新型行为和认知疗法的认知过程，并介绍其所建议的核心程序。

贝克模型的核心理念很简单——它认为我们的行为和情绪反应受到认知（如想法）的深度影响，而认知决定了我们如何感知事物。也就是说，只有当我们认为自己有理由感到焦虑、愤怒或悲伤时，我们才会感到焦虑、愤怒或悲伤。换言之，真正影响情绪的并不是情境本身，而是我们对事件的感知、期望和解释（即认知评价）。贝克提供的一个经典例子，可以更好地向来访者说明这一观点。

认知方法的本质

一个（女人）听到门砰的一声关上了，她的头脑中马上浮现出了若干假设："可能是莎莉放学回来了。""可能来了盗贼。""可能是风把门给关上了。"她在考虑了所有的相关情况后，会倾向于接受某种假设。但是她的心理定式可能会干扰检验假设的逻辑过程。如果她的思维被危险的假设所主导，她就有可能草率地得出结论，认为是盗贼入室，这样她就会武断地做出推断。虽然这样的推断并不一定都是错误的，但是其主要是基于内部认知过程，而不是实际信息。如果她接下来立刻躲藏起来，就延误或者放弃了证明假设是正确的（或错误的）机会。

治疗师可以根据这个例子与来访者展开讨论，说明根据当事人对情境语境的不同理解，同一件事（听到摔门声）会引发不同的情绪。摔门本身并不会引发任何情绪，但是当我们认为摔门声意味着屋里有盗贼时，我们可能会体验到恐惧的情绪。如果我们在报纸上读到过有关入室盗窃的文章，或者我们的核心程序信念（图式）是"世界是危险的""盗贼迟早会潜入家中"，我们就会更容易得出这个结论。当然，如果我们认为这件事没有什么特别重要的意义，做出的行为就会大不相同。

通过将想法视为可能包含认知错误的假设，来访者可以从被动受害者的角色转变为观察者或者科学家的角色，从而更主动地理解和调整自身的思维模式。一些问题可能是概率高估（即相信不可能发生的事情可能会发生）引起的，还有些问题可能是灾难化思维（即后果的消极影响被过度夸大）引起的。

针对这些认知错误的核心程序，可能有如下方法：用来访者的过往经验来说明概率预估会有多现实或者多不现实（例如，"根据你的过往经验，可能性有多大？"）；通过心理教育提供更为准确的信息（例如，"关于惊恐发作导致心脏病突发的概率，我们已有科学研究的数据"），帮助来访者建立更符合现实的认知；使用苏格拉底式提问来引导来访者重新评估情境的结果（例如，"可能会发生的最糟糕的事情是什么？"）；通过将来访者暴露在恐惧或是想要回避的活动或情境中，对他们进行行为测试，验证他们的假设（例如，“让我们看看‘你已经无法为家人做任何有意义的事情’这个想法是否正确。明天你可能会尝试做什么有益的事情？”）；使用认知重评的方法鼓励来访者从不同的角度来看待事物（例如，“对此事件，还有哪些其他可能的解释？”或者“其他人会怎样解释这个事件？”，同时使用自我监测表来引导这一过程）。

新形式的行为和认知疗法（例如 ACT）用稍微不同的方式对认知僵化进行概念化。ACT 治疗师可以直接将心理灵活性模型应用于 EEMM 模型，因为六个灵活性 / 僵化过程与 EEMM 模型的六个心理维度相对应。在心理灵活性模型中，认知的最大问题在于其往往过于习惯性、狭隘、关注字面上的真实性，而不是开放、灵活并关注可行性。在这种方法中，一个关键的适应不良的改变过程是认知融合（Cognitive defusion）——由于来访者从字面上来理解想法，或没有注意到想法正在构建他们的世界，所以相比较其他来源，认知会对行为控制起主导作用，而这完全没有必要。认知解离是一种对抗融合的适应良好的过程，而且解离核心程序可以减少认知的这种无益的自动化控制。

已被测试过的许多解离方法在功能上都是相似的：改变认知语境，以一种更开放、好奇和自我慈悲的方式体验想法的存在，同时不让想法不必要地控制行动。作为解离核心程序的部分方法包括：将适应不良的想法提炼成一个单词，大声地快速重复读这个词 30 秒；模仿自己小时候的声音，大声说出艰难的想法；进行意象导引练习，例如想象自己的想法随着溪流上的落叶飘过。因为核心程序是从功能上对方法进行分类，单个核心程序可能会包含数百个功能上相似的替代方法，就像有数百种形状种类各不相同的窗户，但是它们本质上都是窗户。在这些不同的方法中，选择采取哪种方法取决于个体情况的细节。只有当收集到数据之后，这些改进的过程才是完全实证的。

我们一再强调，PBT 为考虑所有循证的过程和核心程序打开了大门，但我们也强调，过程必须在理论上是连贯的。下面的两个例子说明了为什么上述两种说法都是正确的。第一，传统的 CBT 治疗师采用基于过程的方法，可能会使用与认知抽离（cognitive distancing）相联系的解离核心程序。贝克认为，如果想成功地对习惯性认知模式进行重评，这种认知抽离是不可或缺的。解离核心程序也可以用于针对想法和行为的融合（即个体难以将认知和行为分隔开来)。想法和行为的融合似乎表现为两种信念：可能性信念（体验特定想法会增加事件实际发生的概率）和道德信念（认为思考某个行动实际上等同于实施了该行动)。其中，道德信念来自一种错误的推论，即体验“坏”想法显示了一个人“真实”的本性和意图。例如，杀死一个人的想法，可能会被认为在道德上等同于实施了这个行为。在这种情况下，解离核心程序被用来干预该认知过程，使其符合认知疗法的理论框架。

第二，如果治疗师用基于过程的治疗形式来运用 ACT，同样可以使用来自认知重评核心程序的方法（可能是在成功应用了认知解离方法之后)，帮助个体拓展更多可能的思维方式，并测试其在现实中的可行性。在这种情况下，认知重评的目的不是去挑战或改变个体已有的想法，而是增强认知和行为反应的灵活性，让个体能够在那些引发心理僵化的思维面前，依然保持更开放的心态和适应性。

需要注意的是，在治疗中混合使用不符合哲学和理论逻辑的过程和核心程序是没有意义的，例如使用解离核心程序来挑战想法，或者使用认知重评来促进对想法的正念觉察。PBT 并不是要将所有的治疗方法都倒进一锅，熬成大杂烩。从功能上讲，核心程序的目标是改变过程，而我们需要理论和模型来正确理解改变过程。

针对情感的核心程序

很多核心程序是以情感为目标的。大家熟知的一个适应不良的情绪调解策略是经验性回避，即试图消除情感或者降低情感的频率或情境敏感性，即便这样做会造成心理障碍。和经验性回避相关联的一个情感聚焦的核心程序是接纳，即花时间去体验情感，并在没有不必要的防御的情况下从中学习。接纳方法包括一系列引导练习：注意情感怎样影响身体感觉、记忆和行为冲动或者想法，用非典型的方式探索情感体验（例如，如果情感有颜色，会是什么颜色？如果情感有形状，会是什么形状？），在情感意象下学会放下不必要的防御，用更为细致的方式来观察并描述事件的情感影响等。所有这些方法都可以被视为一种暴露，但目的都是探索情感领域，而不是减少或者消除情感。

渐进式肌肉放松训练是与情感相关的最具实证研究的核心程序之一，通常表现为有意地收紧或放松特定的肌肉群，以学习感觉差异，并能够自愿“释放”肌肉紧张。近年来，还出现了各种各样的有意放松或调节情绪的其他练习，包括意象引导、各种形式的冥想、瑜伽、呼吸训练等。

人类的情感和认知之间联系紧密，因此许多认知方法也适用于情感目的。例如，情感抑制常常被证明是无益的，而且通常是由无益的信念支持的。抑制的悖论效应是，我们越努力想不被某事打扰，这件事就越有可能打扰我们，无论是感受、想法、意象还是周围环境中的事件（例如滴水的水龙头或者钟表的嘀嗒声），都是如此。丹尼尔·韦格纳（Daniel M.Wegner）的白熊实验（White Bear Experiment）可以说明这一现象。

白熊实验

1. 想象一只毛茸茸的白熊。
2. 在一分钟内想想你喜欢的任何事物，就是不要想毛茸茸的白熊。
3. 每次白熊出现在脑海中的时候，举起手指计数。

现在请考虑下列问题：

- 你的脑海中一共出现了多少只白熊？这只白熊很可能出现了多次。有些人只想到过几次，有些人可能想过很多次，根本没有想过白熊的人非常少。
- 请注意，你是在被要求不要想到白熊之后才想到了白熊。正是试图不去想白熊，是你想到了白熊的原因。
- 想到一只白熊时感受如何？因为这种想法是侵入性的，很有可能会变得令人讨厌，就像是一首一直萦绕在脑海中无法摆脱的歌曲。

韦格纳发现，如果让参与者在抑制想法之后一段时间内可以自由思考任何话题，在这段时间内，这种想法出现的频率反而会增加。白熊本来是个中性的意象，仅仅因为试图要抑制这个意象，就使其变成了一个侵入性的意象。产生这种悖论效应的原因与抑制所需的认知活动有关。为了不去想某件事，我们必须监控自己的认知过程。作为这个监控过程的一部分，我们把注意力集中在努力不去关注的事情上，这会导致悖论效应，如果经常这样做，可能会导致情绪障碍。研究确实表明，这种反弹效应作为一种实验室现象与临床疾病之间存在联系。例如，抑制想法会导致对情绪想法的电皮层反应增加，这表明抑制想法提高了交感神经的唤醒水平。同样，反复思考不愉快的事情会延长愤怒和抑郁的情绪，而试图抑制疼痛同样是徒劳的。

想象一下，如果意象不是中性的白熊，而是像强奸创伤这样的情感事件，会发生什么。具有个人意义或情感价值的想法或意象往往更难被抑制。一般来说，许多精神问题都与无效的情绪调节尝试有关，例如试图控制不想要的感受、想法和意象。因此，大多数认知治疗的治疗核心程序（如正念、重评、解离）也可以用于以情感为目的的治疗。

针对动机的核心程序

动机性访谈可以作为非常有效的治疗核心程序，帮助启动行为改变。动机性访谈的适用范围非常广泛，在治疗成瘾方面尤为常见。下面我们在饮酒问题的语境下，展示这种技术的一个示例。

查理在饮酒方面的问题

治疗师：请你讲讲你喝酒的一些原因，帮助我理解一下。

查理：喝酒让我感受良好，是我和朋友放松消遣的一种方式。

治疗师：所以你喝酒是因为这是享受和朋友在一起的时光的一种方式。

查理：是的。

治疗师：如果你和朋友聚会时不喝酒会怎么样?

查理：那样会很奇怪的。我觉得那样的话就没有乐趣了。朋友会觉得我有问题，你知道吗?

治疗师：我明白了。所以你的朋友会有些惊讶，因为喝酒已经成了你们友谊的一部分。

查理： 是的，我觉得是这样。

治疗师： 如果你不和朋友出去喝酒，会做什么呢？

查理： 那样的话，就会很无聊，我可能就待在家里了。

治疗师： 我明白了。所以待在家里很无聊，而和朋友出去喝酒会很有趣。

查理： 是的。不仅是无聊，还会让我非常沮丧。

治疗师： 因为你是孤身一人？

查理： 是的。

治疗师： 这是否意味着，和朋友喝酒有助于你摆脱沮丧情绪？

查理： 肯定的。

治疗师： 我明白了。你认为喝酒有哪些负面影响？

查理： 嗯，喝酒有时会给我惹麻烦。（大笑起来）

治疗师： 麻烦是指引起和妻子，还有老板之间的问题吗？

查理： 是的。

治疗师： 能跟我多讲讲这些问题吗？

查理： 如果我不做些什么来解决喝酒的问题，我的妻子就威胁要离开我，老板也要解雇我。医生，这就是我来治疗的原因。

治疗师： 我明白了。跟我说说，这些让你有什么感受？

查理： 受挫，生气。

治疗师： 我可以想象。如果我对你的情况理解正确，看起来喝酒可以帮助你享受和朋友的联系，也许也是短期内帮助你应对孤独和沮丧情绪的一种方式。喝酒显然在短期内有一些积极的影响。与此同时，喝酒也会在个人、社交和职业方面，带来一些潜在的长期消极影响。我的理解正确吗？

直接比较喝酒和不喝酒，分别带来的积极和消极后果，可能会非常有帮助。表 10-1 提供了其中一些利弊的示例。列举出喝酒和不喝酒的利弊，澄清了强化喝酒行为的一些因素。这样做也让治疗师有可能探索喝酒的短期和长期影响。显然，这里探索喝酒的短期和长期消极影响是特别重要的。来访者与妻子和老板之间的问题，很容易会导致严重的不良后果，例如离婚、失业、贫穷乃至无家可归，而且还不仅仅限于这些问题。一旦查理意识到自己行为的消极影响，可能就会愿意考虑改变行为的可能性了。

表 10-1　喝酒的利与弊

	利	弊
喝酒	感受良好、是友谊的一部分	引起和妻子及老板之间的麻烦、宿醉
不喝酒	和妻子及老板关系更好	不能悠闲地喝酒

另一个以动机为目标的核心程序是选择价值。了解在你做出人生选择时，你所追寻的内在品质，其作用不只是目标设定。即便只是简短写下一个特定的情况下对你来说重要的事物，也可以激发长期的改变。探索生活中甜蜜时刻的细节、思考你为什么崇拜心中的英雄，或者审视生活中困难的时刻、什么愿望被违背了，都可以帮助你澄清想要采取的个人价值，而这些价值可以成为变得强大的动力。

针对其他显性行为的核心治疗程序

“行为”是一个复杂的概念，根据不同的理论取向有不同的定义。现代行为主义者对这个术语的定义非常宽泛，包括一个完整有机体的所有行动，可以从历史和境况的角度来考虑。对他们来说，EEMM 模型的每个维度都是行动或“行为”的类型（例如情绪行为、注意行动）。大多数认知取向的治疗师对“行为”的定义更为狭窄，仅指与情感、注意等不同的显性行为。因此，在讨论行为现象时，很重要的一点是，要考虑相同的词语如何根据不同的受众产生不同的效果。

以显性行为为目标的心理干预，如塑造（shaping）和强化（reinforcement），是非常有效和可靠的程序。系统地修正适应不良的行为一直是心理治疗的一部分，但相关操作程序繁杂，本章不再展开论述。

行为激活（Behavioral activation）是一个非常有效的治疗核心程序，可用于增强积极和更有意义的行为模式。经历过情绪低落和快感缺乏的人，通常会缺乏强化因素、满足感和愉悦感。他们可能没有足够的能量或自主注意力控制来审视可能维持抑郁的信念、自动思维和认知因素。这可能有助于解释为什么即便是面对相对严重的情感问题时，单凭行为激活就可以产生意想不到的积极结果。特别是在治疗的初始阶段，行为激活常常被推荐使用，以提高来访者的能量水平并产生早期治疗获益，这些获益可以为额外治疗工作奠定基础。

第一步，通常要求来访者监控自己一周中的活动，并记录在活动日志中。简单的活动日志包括时间、日期、地点、活动的简要描述，以及对活动的愉悦程度的评分，从 0（丝毫不愉悦）到 100（非常愉悦）。第二步，治疗师和来访者通常会探讨为什么一些活动会令人愉快，而另一些活动令人不快。这样做的目标是，增加愉悦活动的数量，减少不愉悦的活动和不活动的时间。此外，来访者可以在日常生活中形成规律，并践行有规律的饮食和睡眠模式。

适应不良的行为也经常以显性回避策略的形式出现，这些策略主要的目的是消除不愉悦的状态、主观体验或生物生理感觉。然而，这些策略常常对体验适应不良，并助长无益的情感推理。暴露策略可以针对显性回避，有计划地接触之前回避的事件，以鼓励更强的反应灵活性。

针对生物生理过程的核心程序

饮食、运动、性和睡眠都是对心理健康有重要作用的生物生理过程。之前讨论的许多核心程序也可以应用于这些生物生理过程。在本节中，我们用睡眠作为示例来阐述。睡眠卫生指的是影响一个人睡眠质量的习惯，其中很多习惯我们之前已经讨论过。下面我们提供一些睡眠卫生策略，你可以推荐给有睡眠问题的来访者。

改善睡眠卫生

1. 不喝酒、咖啡、苏打水和茶，不吃巧克力。如果你做不到完全不吃这些食物，就不要在睡前4~6个小时内食用。巧克力和咖啡因都是精神兴奋剂。酒精最初会让人产生困意，但是几个小时后，当血液中酒精水平下降时，就会产生兴奋的作用。

2. 不要食用含糖、辛辣和油腻的食物。如果你做不到完全不吃这些食物，就不要在睡前4~6个小时内食用。相反，要吃一些清淡且容易消化的食物（例如，鸡肉、白米饭、白面包、水煮蔬菜、鸡汤、不加酱料的意大利面）。

3. 睡前给自己留出放松的时间，避免睡前做费神的脑力活动。

4. 不要在睡前处理情绪唤起的情况，包括看情感电影。

5. 确保你的卧室环境舒适，比如让卧室的睡床舒适、温度宜人（凉爽）、湿度适当、通风良好（即不闷热或者有异味）。

6. 卧室应该保持黑暗和安静。如果卧室中有很多分散注意力的噪声，尝试使用耳塞或选择其他房间。

7. 创建一个睡前仪式。可以尝试以下方式：听一首特定的歌曲或者一张特定的专辑（例如，放松的古典音乐或者爵士乐），听收音机，或者洗个热水澡。尽量不要看电视，因为可能太过刺激。此外，睡前饮用液体需要注意，因为这样做有可能会导致半夜起来上厕所，干扰睡眠。如果你发现睡前饮用液体不会影响睡眠，可以试试喝些热牛奶或者蜂蜜。

8. 看看哪种睡姿最适合你。有些人觉得仰卧最易入睡，还有人喜欢右侧卧睡姿。左侧卧时，心跳更明显，可能会分散注意力。

针对自我和社会过程为目标的核心程序

情绪和心理健康都和一种积极偏见有关，这种偏见将积极的事件归因于自己，将消极的事件归因于其他事物。有情绪问题的人，似乎都缺乏这种自我服务的归因偏见，而常常会将消极的事件归因于与自我有关的事情、稳定（持久）的事物，以及全局（普遍）的事物（例如，缺乏能力、人格缺陷）。这样的归因风格暗含着一种观念，即消极的事件未来可能在很多领域重复发生，导致广泛的绝望。这种积极认知偏见的崩塌，会让世界看起来是不可控制和不可预测的。下文玛利亚的故事，就说明了这类问题。

玛利亚的心情

玛利亚今年 39 岁，和丈夫卡洛斯以及 13 岁的儿子亚历克斯生活在一起。玛利亚有英国文学的学士学位，但是在儿子亚历克斯出生后就没有再工作。卡洛斯是一名建筑师。玛利亚描述说，他们的婚姻有时“非常不稳定”。卡洛斯虽然承认他们偶尔会争吵，但并不认为这表明婚姻中有任何严重的问题。

玛利亚在 26 岁生下亚历克斯后不久就开始出现抑郁发作。从那时起，她的抑郁每年至少发作一次，每次通常持续六个月或更长时间。虽然抑郁何时发作通常难以预测，但往往发生在重大的生活变故之后，比如乔迁新居。在抑郁发作期间，玛利亚通常想从家庭生活中退缩，并体验到强烈的空虚感和绝望感。她会认为自己毫无价值、不讨人喜欢、作为一个妻子不合格，并把婚姻中的问题都归因于自己，同时也对平时的爱好（写作、阅读、和卡洛斯一起看戏剧）失去了兴趣、食欲不振、长时间躺在床上、常常希望自己能够消失就好了。在抑郁发作期间，玛利亚还感到无法承担家里的基本责任。玛利亚和卡洛斯都感到她的抑郁经常对他们的婚姻产生一些负面影响，而反过来，夫妻之间的任何小分歧，都经常会导致抑郁发作。夫妻之间的这些争执会强化她的感受，认为自己毫无价值、不讨人喜欢，而且她总是相信丈夫会离开自己，虽然卡洛斯从来没有威胁过要离开她。玛利亚还曾经考虑过自杀来逃避空虚感，但是并没有制订过计划，而且表示永远不会真正伤害自己，因为她太爱自己的家庭了。

虽然玛利亚非常爱自己的家庭，而且愿意为儿子做任何事情，但是她觉得自己作为一个全职妈妈，不得不放弃自己的很多梦想。在治疗中，她想起自己和父亲的关系充满了矛盾，她经常感到父亲不理解她、不爱她。虽然她觉得丈夫不会离开自己，但还是会担心丈夫会找到另一个女人并抛弃她。玛利亚意识到自己对于被抛弃的恐惧，可能影响了和丈夫之间的关系。虽然她和丈夫之间的争吵似乎并不太激烈，但是她会对这些争吵过度思维反刍，即便争吵已经过去几周了，还是如此。这些灾难性的信念（例如，“丈夫想要离开我”）导致她会从社会关系和婚姻中退缩，引起甚至可能会加剧抑郁发作。压力是心理困扰的常见诱因，人际关系压力源的影响尤其巨大。很明显，玛利亚有很强的消极自我概念（例如，“我毫无价值，也不讨人喜欢”），但是在这个案例中，我们可能会考虑以增进关系策略（relationship-enhancement strategies）为中心的治疗核心程序，在这种策略中，玛利亚和丈夫可以学习更直接地表达情绪需求，不带退缩或评判地倾听，验证有效的活动，并且通过增进关系的活动创建更为安全的依恋。

治疗核心程序的未来

治疗师现在已经可以利用大量的治疗核心程序，通过以治疗过程为目标来启动改变过程。本书中我们只列举了几个示例，如果要将核心程序全面整理为功能分类的干预方法，还需要整个 PBT 研究项目持续取得进展。作为一个领域，我们已经有了一个良好的开端，而且也在其他领域讨论了更为广泛的核心程序，包括针对认知过程、情感过程、注意过程、与自我相关的过程、情绪过程、显性行为过程、生物生理学过程和社会文化过程的核心程序。

如第三章中所讨论的，这些过程并不是相互独立的。相反，这些过程的核心程序之间是高度交互的，而且通常每个核心程序会针对多个过程。每个核心程序都需要满足来访者的特定需求，而且需要在来访者特定问题的基础上生成一些新的核心程序，正如根据设计的需要，建筑者可能需要从无到有地创造出一个窗户。对来访者和治疗师来说，PBT 的灵活性是关键。PBT 是一个灵活的过程，两人（或多人）参与一个动态互动，类似于治疗师作为温柔的领舞，和来访者共舞，完成一支有趣的舞蹈。在下一章中，我们将说明如何在 PBT 中进行这样的舞蹈。

第十一章

治疗过程

***

治疗过程会随着时间的推移而改变。在基于过程的治疗中，我们重视个体体验的动态特征。为此，让我们重新审视玛雅的案例。你也许还记得玛雅，她因工伤导致慢性背痛。初始评估显示，玛雅过度关注疼痛，担心疼痛会一直存在，也担心会再次受伤，从而加剧疼痛。这导致玛雅产生了回避倾向，限制了职业和社交生活。玛雅认为，事故和伤痛本可避免，一切都是因为主管忽视了工作场所的安全措施。这让她感到愤怒和怨恨。

治疗师最初认为，针对她的主要症状——思维反刍和担忧、过度关注疼痛和愤怒，以及恐惧再次受伤——最有效的干预策略是提高她的正念水平，以抽离不适体验，并阻断其重复性的负性认知。因此，治疗师指导玛雅学习正念技巧，学会以更灵活、更少评判的方式集中注意力，以促进良性变化和灵活选择。治疗师希望玛雅能够更有意识地引导自己的注意，而非被疼痛掌控。

重新回顾网络模型

玛雅的治疗师指导她，每当她的头脑又开始想到伤痛或是其他的愤怒的想法、意象、感受或者经历时，都要用正念的方法观察自己的体验。治疗师希望原本构成其适应不良的模式的因素，可以有机会被重新整合到适应良好的循环中，从而增强她对注意的良好引导能力（见图 11–1）。引入冥想练习是一个关键的治疗策略，可以扰动玛雅的适应不良的网络。玛雅的治疗师希望这种干预不仅能增强她的自我效能感，更能帮助她将关注点从对再次受伤的恐惧转移到有价值的目标上，减少思维反刍，并降低对伤痛和主管的消极感受。

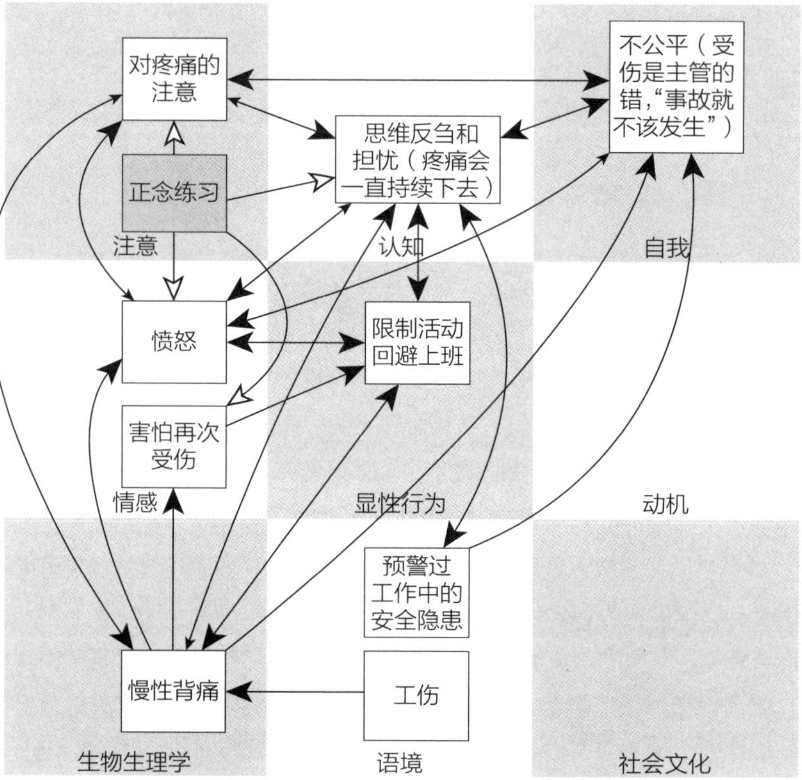

图 11–1　正念练习对玛雅网络的假设性效应

任何治疗网络都是随时间变化的动态系统，也是需要实证支持的一组假设。因此，来访者的网络是一个临时图谱，会随着治疗过程和时间的推移而变化。

治疗师需要持续监测网络，以确保治疗方向正确，还要及时识别重新绘制图谱的必要性。初始网络确定后，需要收集证据来检验其效用。

基于反馈的治疗路径优化

要收集准确的反馈信息，关键在于对网络的关键节点和连接的变化进行高密度数据收集。如果网络假设两个节点之间存在强关联，那么其对应评估指标也应该呈现强关联。以玛雅的治疗为例，治疗师假设冥想练习会对于其对再次受伤的恐惧、对伤痛的注意、思维反刍、担忧及愤怒产生直接积极的影响。此外，网络还反映出治疗师假设冥想练习会增强她对价值目标和自我效能感的关注。

为了验证这些假设，治疗师的首要任务是探索并衡量这些构念的方法。在玛雅的案例中，最重要的初步问题在于确认正念练习能否有效干预对再次受伤的恐惧、思维反刍与愤怒情绪。

如此高密度的数据收集也会增加来访者的负担，所以运用技术工具常常有所帮助。例如，智能手机配合生物传感器（如监测心率变化或活动）可以收集很多有价值的潜在数据。现在智能手机已经可以收集活动信息（如走路步数），提供地理定位，并跟踪社交联系（比如使用某些社交媒体 App 或发短信的次数）。智能手机还实现了主动数据收集，例如，通过使用一款 App，实时要求来访者提供相关网络节点的简单李克特量表评级（例如，情绪评分在 0~10 分的范围内）。

如果想将 PBT 纳入临床实践，建议最大限度发挥智能手机的功能，收集高密度和有效的数据，同时尽量减轻来访者负担，增加来访者的参与度。收集信息的低配技术版本，当然是用笔和纸监控相关信息。为了简化，我们在玛雅的案例中，使用了这种低配技术版本。

玛雅努力练习冥想

治疗师： 玛雅，正如我们刚刚讨论的，正念练习很有可能会缓解你对再次受伤的恐惧、减少思维反刍 / 担忧，并缓解愤怒情绪——至少能削弱这些恐惧对你的侵扰。你愿意尝试正念练习吗？

玛雅： 当然，我很感兴趣。我们试一试吧。

治疗师： 太好了。不过我们要先确保这些练习会取得预期效果。这可能会增加一些记录的工作量，我需要你持续记录练习中的一些信息。

玛雅： 没问题。只要别让我不停记录就行。（笑）

治疗师： 不会的。但是我们需要理解这些因素是如何相互关联的，这对我们很重要。我们只有理解这些相互作用，才能进行有效干预。你认为这样的安排合理吗？

玛雅：合理。

治疗师：很好。那么我们尽可能简化记录，保证收集到最重要的信息来为你治疗，同时尽可能节约时间。根据我们创建的这个网络，你认为哪些方面的信息是最重要的？

玛雅：当然是伤痛强度。我希望能减轻痛苦。

治疗师：完全同意。我们增加一栏表示伤痛强度。比如在你冥想的时候，用 0～10 的分值范围给自己的疼痛强度打分。让我们看看这个网络。还有什么方面的信息似乎很重要，应该记录来验证网络是否准确？

玛雅：我觉得我很担心自己会再次受伤，这种念头总是出现。

治疗师：的确如此。所以，在接下来的两周，让我们每天记录以下和正念练习有关的信息［将表格交给来访者（见表 11–1）］。

表 11–1　玛雅的监控表的一部分

日期和次数	冥想时长（分钟）	冥想深度（0~10）	对再次受伤的恐惧（0~10）	思维反刍 / 担忧（0~10）	愤怒（0~10）	伤痛强度（0~10）
第一次： 第二次：						

治疗师：为了确保正念练习达到预期效果，请你在接下来的两周内每天做两次冥想，并以分钟为单位记录冥想的时间，从 0～10 分记录冥想的深度和每次练习中你的恐惧、思维反刍 / 担忧和愤怒的程度。请将练习安排在每天相对固定的时间段，上午和下午各一次。请安排好时间和地点，不要被别人打扰。这样安排有问题吗？

玛雅：没问题。我可以做到。

治疗师：我理解这会增加你的工作量，但在接下来的两周里，我们只有需要这么做才能确定我们的方向是正确的。如果不这样做，最好的结果就只是浪费了时间，不好的结果可能是加重你的症状，所以收集这些数据非常重要。你预计这两周会有什么问题吗？

玛雅：应该没有问题。

治疗师：很好，谢谢。关于练习时间与地点的具体规划，你现在有初步设想吗？

分析反馈数据

接下来，无论收集到的数据类型和来源如何，都需要进行认真检验。传统的认知行为疗法（CBT）通常也涉及类似的数据收集，但频率要低得多。这些数据经常被用来检验治疗是否对来访者目前的问题有效。

在 PBT 中，这些数据发挥了更重要的作用。例如，我们可以通过检验评级的共变模式，检验不同问题的功能性。最简单的方法是，通过检验预期方向上一个变量的变化是否持续和另一个变量相关，来实现这个功能。与总体趋势（例如，症状随时间推移而改善）相比较，那些假定存在因果关系的变量远不如变量之间的共变关系重要。

作为干预的一部分，治疗师和玛雅决定尝试引入正念练习来扰动玛雅适应不良的网络。正常的情况下，引入定期的正念练习能够增强她的正念水平，并降低她对再次受伤的恐惧、与伤痛相关的思维反刍和担忧、愤怒情绪。但是，玛雅的监控数据结果却呈现出完全不同的模式（见表 11-2）。

表 11-2　玛雅的完整监控表（第一周）

日期和次数	冥想时长（分钟）	冥想深度（0~10）	对再次受伤的恐惧（0~10）	思维反刍 / 担忧（0~10）	愤怒（0~10）	伤痛强度（0~10）
第一次：周三，早 9 点	10	5	9	9	9	9
第二次：周三，下午 3 点	10	5	9	8	9	9

（续表）

日期和次数	冥想时长（分钟）	冥想深度（0~10）	对再次受伤的恐惧（0~10）	思维反刍/担忧（0~10）	愤怒（0~10）	伤痛强度（0~10）
第一次：周四，早9点 第二次：周四，下午4点	15 15	6 6	9 8	9 9	9 9	9 9
第一次：周五，早9点 第二次：周五，下午3点	20 20	6 6	8 9	9 9	9 9	9 9
第一次：周六，早10点 第二次：周六，下午2点	30 30	7 7	8 8	9 9	9 9	9 9
第一次：周日，早10点 第二次：周日，下午2点	30 30	7 6	9 9	9 9	9 9	9 9
第一次：周一，早9点 第二次：周一，下午4点	10 10	5 6	9 9	9 9	9 9	9 9
第一次：周二，早8点 第二次：周二，下午6点	20 20	6 6	9 8	9 9	9 8	9 9

虽然玛雅定期进行了正念练习，但她对再次受伤的恐惧、思维反刍/担忧和愤怒实际上并没有改善。在后续会谈中，治疗师和玛雅就此进行探讨，检验冥想练习对她情绪状态的影响。

治疗师：谢谢你坚持正念练习并填写了表格。这段时间练习感觉如何？

玛雅：谢谢，嗯，还算顺利。一开始静坐这么长时间有些困难，不过最后我还是掌握了要领。

治疗师：很好，你觉得正念练习怎么样？

玛雅：我说不好。这么说有些抱歉，但是我觉得没什么效果。我的疼痛和相关的担忧没怎么减轻。或许需要更长时间练习，或者我还需要继续尝试。

治疗师：这当然是一种可能性。也许我们还需要多尝试一段时间，再看看效果。但还有可能是，这个方法不适合你。我们要确保使用的是针对你的问题的正确策略。你怎么看待这个问题？在继续做练习之前，我们是否应该深入分析方案对你的适配性？

玛雅：当然，先深入分析很合理。

坚持正念练习，有可能帮助玛雅学会用不同的方式来对疼痛做出反应，并且重新将注意集中在适应良好的刺激上。但是，我们尚不明确正念的这些积极效应是否及何时会发生。如果缺乏明确即时的改善效果，让玛雅继续进行正念练习可能导致症状恶化，治疗双方信心受挫，甚至会增加提前终止治疗的风险。正念练习通常有效，但可能不适合玛雅，PBT 治疗师会重新审视该治疗方法。

探析网络

如果网络假设两个节点强烈相关，那么两个节点的变化应该持续相关。如果两者相关，我们就可以暂时保留这个网络（直至出现新的变化）。如果两者不相关，那么节点可能测量得不准确或（且）节点并不直接相关。

要特别注意：相关关系不等同于因果关系。但是，网络对相关的方向性做出了假设，因此也对因果关系做出了假设。通常需要在治疗会谈中深入地探讨节点之间的因果关系。有时，因果效应更为明显。例如，很明显玛雅对再次受伤的恐惧源于慢性背痛，而背痛又引起其思维反刍 / 担忧。玛雅网络中很多其他节点都是双向的，但是两个节点之间的因果关系有时不对等（例如，思维反刍让玛雅感到愤怒，愤怒也会导致思维反刍，但是后者程度较轻）。使用智能手机或生物传感器收集的数据，可以检验两个节点之间的时间关系，以确定节点之间的方向性和因果关系。

如果一个变量对另一个变量有显著的时滞效应，证明因果关系可能会很困难。例如，前一天晚上睡眠不好可能会导致第二天情绪低落，即使来访者没有察觉到这种相关。没有意识到的部分原因是时间延迟。监测相关数据，检验共变模式，检验方向性和因果关系，可以很大程度上澄清问题，并制定有效干预方案。

治疗师：我想多了解一下，为什么正念练习对你没有帮助，甚至让情况更糟了。这样做可以澄清我们需要关注哪些过程。我们可否在这次会谈中进行冥想练习？这样你就可以和我分享你在冥想时脑海中浮现的每个想法和意象。

玛雅：好的。

治疗师：一种比较简单的方式就是，我会时不时地询问你当下正在想什么。当我询问你“现在呢？”时，希望你告诉我，在正念练习的当下，出现在你脑海中的想法、意象或者体验。你不需要给我非常详尽的回答，只需回答我“关注呼吸”或者“听到声音”或者“腿部痒痒的”等。我可能每隔几分钟就会问你当下的感受。你理解我的意思吗？

玛雅：理解。

治疗师：很好，我们开始吧！

玛雅：（做冥想练习）

治疗师：（约两分钟后）现在呢？

玛雅：呼吸更缓慢了。

治疗师：很好。（约两分钟后）现在呢？

玛雅：呼吸更缓慢了。

治疗师：好的。（做记录，约两分钟后）现在呢？

玛雅：背疼。

治疗师：好的。（做记录，约两分钟后）现在呢？

玛雅：悲痛让我有些受挫。我需要换个姿势，让疼痛减轻一些。

玛雅能够即时回答治疗师的提问，反馈当下的想法和意象，但是她一直将关注点放在和疼痛相关的陈述上，比如“背部疼痛”，或者“我需要换个姿势，让疼痛减轻一点”。

很明显，正念练习使得玛雅的注意力集中在疼痛上。因此，在对再次受伤的恐惧、思维反刍 / 担忧、愤怒的问题上，正念练习并没有对玛雅产生预期效果，相反，它可能无意间让问题恶化了。继续探讨怎样修改正念练习以避免这些问题也是可能的，但是及时改变治疗方向可能会更快产生获益。

这个例子凸显了 PBT 的一个重要特点：将治疗会谈作为一个实验场域，而非脱离来访者真实体验的传统咨询空间。PBT 的方法就是在此时此地尝试验证，让治疗师动态介入整个过程。

动态重绘网络

尽管正念练习并不是当下适合玛雅的正确治疗策略，但尝试正念练习，并监控冥想对她的恐惧、思维反刍 / 担忧、愤怒的影响，仍然是宝贵的经验。治疗会谈现场进行正念练习，揭示了冥想练习反而让她更加注意伤痛体验。

PBT 在各个方面都遵循 EEMM 模型的原则，即在特定的语境下，进行变异、选择和保留。

在本案例中，治疗师基于实证和可靠的理论模型（例如，正念练习可以通过减少思维反刍和担忧，来减少恐惧和愤怒），改变（变异）了使用的策略。当正念练习并没有产生预期的效果时，治疗师决定不再让玛雅继续练习。他们并没有认为该练习是一次失败，而是利用这段经历来深入理解玛雅问题的本质。

治疗师在玛雅的协同参与下重新绘制了网络，在网络中加入了正念练习的实际作用（见图 11–2）。网络反映出，正念练习没有取得预期效果，加剧了她对再次受伤、思维反刍和担忧、愤怒，甚至背痛本身的恐惧。可能正念与这些体验直接相关，或者通过增强对疼痛体验的注意间接相关。治疗会谈中进行正念练习的实验数据更支持后者。

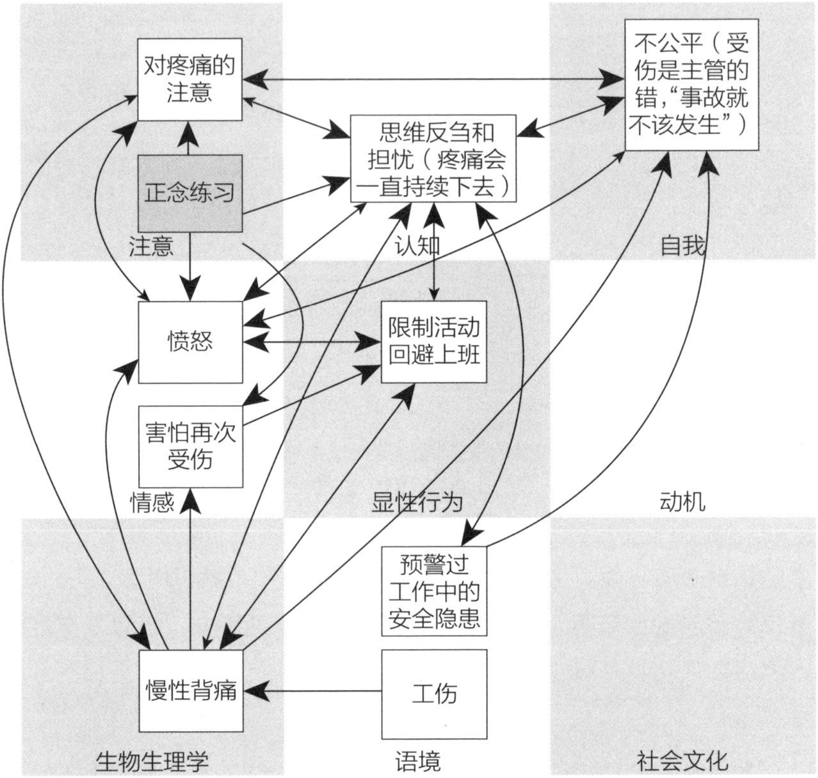

图 11-2　当玛雅的正念练习没有取得预期效果时

选择新策略

当然，最初的策略（正念练习）很可能因为不同来访者或不同努力程度，产生非常不同的效果。如果正念练习显示出积极趋势，治疗师就会与玛雅一起寻找方法，让其益处最大化，并保留正念练习（例如，建立练习方案）。但是治疗师应该保持最大限度的灵活性，在特定的语境下选择最适合特定来访者的策略。在玛雅的案例中，正念练习并没有取得预期效果。这并不是说治疗师在实施一项策略时，每次遇到障碍都要“重新设计”。之前的策略并不是“失败了”，而是在理解来访者问题的本质方面向前迈出了一步。下面的对话说明了这一点。

治疗师：你觉得这个更新后的网络模型，还有正念练习的影响是合理的吗？

玛雅：是的，恐怕是合理的。

治疗师：你不必为此感到遗憾。我们得到了非常重要的信息，即正念练习加剧了你的伤痛和愤怒，甚至加剧了你对再次受伤的恐惧、思维反刍 / 担忧，也让你更加关注伤痛。你认为正念练习为什么会加剧你对痛苦的体验？

玛雅：嗯，也许我做正念练习的方式不对。

治疗师：我认为你做得很好。我们已经证明，这个练习虽然通常有效，但并不适合当前情境中的你。也许以后这个练习会对你有所帮助，但是目前还没有。所以，你认为出现目前结果的原因是什么？

玛雅：我似乎太关注自己的伤痛了。伤痛一直伴随着我，而且一直存在。我没办法回避伤痛。仅仅是坐在那里就让伤痛更严重了，因为我的思绪一直聚焦在伤痛上。

治疗师：你说得很有道理。我们甚至可以重新绘制网络，表明正念练习提高了你对疼痛的关注度，而这反过来又加剧了你的疼痛体验、愤怒情绪等。是这样吗？

玛雅：是的。

治疗师：好。了解这些信息后，我们怎样做才能帮助你减轻疼痛呢？

玛雅：嗯，如果我的思绪不是一直聚焦在疼痛上，可能会有所帮助。

治疗师：我同意你的看法。如果你努力不去想某事，你就很难不想到这件事。例如，如果我告诉你不要想一只白熊，白熊就会变成一种侵入性意象（治疗师演示这一点）。然而，我们能做的就是让自己进入“免焦虑时间”。你觉得呢？

玛雅：这正是我需要的，但我该怎样才能做到呢？

其实存在多种选择。《基于过程的 CBT》一书详细地描述了一些有效的治疗策略或者核心治疗胜任力（你应该还记得，我们将其称为治疗核心程序）。该书对每个核心程序都用一章的篇幅来阐述，并列举了具体的实操技巧。

核心程序的选择没有绝对标准。但相比较来说，有些核心程序的效果会更好。实际上，很多核心程序可能都不适合玛雅的案例，因为其没有针对根本的过程，也因此没有扰动网络。通常情况下，不止一个核心程序是适合的，而且通常一个适合的核心程序会针对网络中的多个过程和多个节点。以下是一些常见的循证的治疗核心程序的列表。

治疗核心程序

应急管理	暴露	注意训练
刺激控制	行为激活	价值选择和澄清
行为塑造	人际交往技巧	正念练习
自我管理	认知重评	增强动机
问题解决	矫正核心信念	危机管理
降低唤起水平	认知解离	
应对 / 情绪调节	经验性接纳	

这些核心程序被整理成为相当大的单元，我们希望所有的治疗师，不论取向如何，都能够熟知所有这些核心程序。PBT 倡导治疗师选择最适合的核心程序，来最有效地改变特定来访者在特定语境中的根本过程。如果只有少数有限的一组核心程序可供利用，是不可能做到这一点的。即便没有见到来访者，传统的行为主义治疗师可能会更倾向于关注暴露、刺激控制以及行为塑造；ACT 治疗师可能会侧重价值和解离；传统 CBT 治疗师可能会重点做认知重评。这样基于取向的差异是没有意义的。所有这些方法都可以纳入大多数的循证治疗模型。驱动核心程序使用的，是基于过程功能分析的来访者需求。

行动步骤 11.1 选择治疗核心程序

让我们重新审视你为自己选定的问题，检验哪种治疗核心程序最适合你。请指出表 11-3 中每项干预的目标，并在 0～10 分的范围内预判其成功的可能性。

表 11-3　干预的目标及其成功的可能性

治疗核心程序	目标（或多个目标）	成功的可能性（0～10）
应急管理		
刺激控制		
行为塑造		
自我管理		
问题解决		
降低唤起水平		
应对 / 情绪调节		
暴露		
行为激活		
人际交往技巧		
认知重评		
矫正核心信念		
认知解离		
经验性接纳		
注意训练		
价值选择和澄清		
正念练习		
增强动机		
危机管理		

示例

为了说明如何使用这个表格以选择治疗核心程序，我们以社交焦虑来访者为例（完整评估表如表 11–4 所示）。比起成功可能性低于 5 分的核心程序，关注那些评分为 8 分或 9 分的核心程序更有意义

表 11–4　选择治疗核心程序的示例

治疗核心程序	目标（或多个目标）	成功的可能性（0~10）
暴露	暴露在引发恐惧和紧张情绪的社会情境中	7
矫正核心信念	矫正那些认为人们可以被分为“赢家和失败者”，“我是个失败者”，“我必须证明自己”等信念	8
认知解离	从“我是个失败者”的痛苦想法中解离	7
经验性接纳	练习接纳恐惧和紧张的感受	9
注意训练	练习灵活地将我的关注点调整到外部的其他人身上	5
价值选择和澄清	澄清什么对我来说是重要的，并在社交情境中关注这些价值	5
正念练习	练习和我自己及我的情绪存在于当下，存在于此时此地	8

回到玛雅的案例，我们最初在治疗中选择正念练习，旨在减轻（或至少能够更好地在语境中控制）她对再次受伤的恐惧、思维反刍、担忧、愤怒和疼痛体验。尽管注意过程仍是关键因素，但我们最初选择的治疗核心程序却让它走向了错误的发展方向。在下面的治疗对话中我们会看到，治疗师将采取另一种方式来针对注意进行工作。

治疗师： 让我们尝试为你的疼痛焦虑设立专属时段。比如每天下午 2 点

到 4 点的两个小时中。在这两个小时中，你可以尽情担忧，但是除此之外的时间，将进入“免焦虑时间”。也就是说，如果你在早上产生了担忧疼痛的冲动，就推迟到下午两点再处理，两点开始你可以尽情担忧两个小时。这么安排你觉得怎么样？

玛雅： 这样挺有趣。我不会想花整整两个小时来担忧。但我们试试吧。

治疗师： 不过，我们在正式开始之前，先看看有了“免焦虑时间”后，我们希望对网络产生什么影响。你觉得这个网络符合你的实际情况吗？（向来访者展示图 11-3）

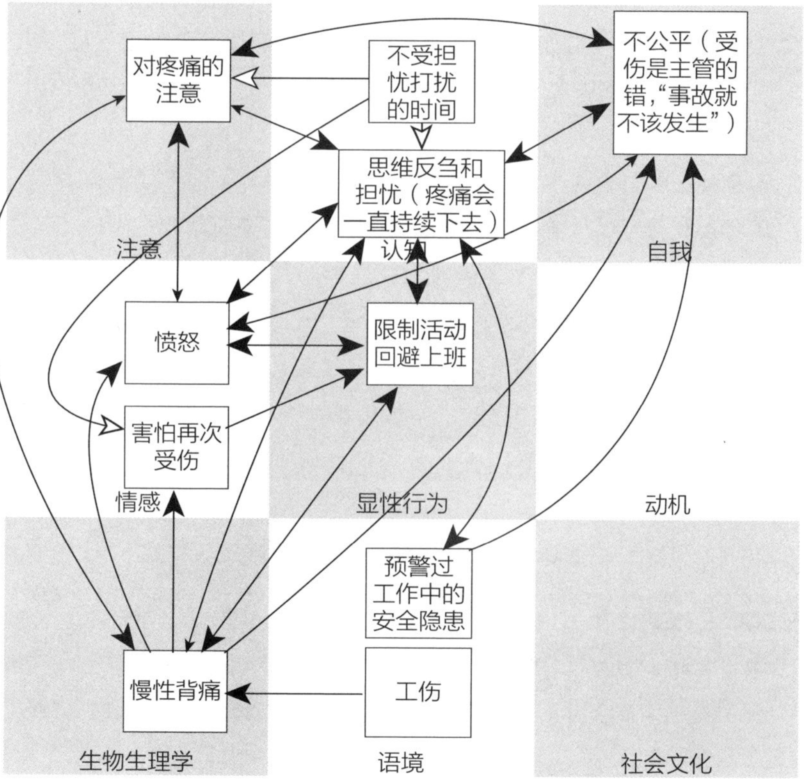

图 11-3　玛雅的不受担忧打扰的时间的影响

本章上文的特定核心程序列表中，并不包括“免焦虑时间”。该策略主要包括的核心程序有：注意训练、某种程度的刺激控制和自我管理。这些核心程序作为基本模块，构建了针对玛雅案例中特定程序的特定治疗策略。尽管该核心程序不经常被使用，但是其对目标过程的影响应该迅速而显著——这仍然是循证导向的治疗方法。

收集更多反馈

治疗师和玛雅一起检验了这个过程是否确实有效，即“免焦虑时间”是否与思维反刍和担忧、对疼痛的关注和再伤恐惧减少相关。如果相关，这应该会（间接，甚至可能直接）降低玛雅愤怒和疼痛体验的强度。接下来是为期两周的高密度监测阶段，目的是澄清假设，必要时要再次修改网络

治疗师：我们监测哪些方面的指标，来判断这个新网络是否准确？

玛雅：我们可以看看“免焦虑时间”策略是否确实有用。

治疗师：好主意。接下来两周，让我们每天记录以下内容（将表 11-5 递给玛雅）。我希望你填写这个表格，监测并记录你的“免焦虑时间”。主要指标包括你的感受良好程度（0= 极差，10= 极佳）、你对再次受伤的恐惧强度（0= 无恐惧，10= 极度恐惧）、你的思维反刍 / 担忧程度（0= 无，10= 持续存在）以及你的愤怒水平（0= 平静，10= 暴怒）。

表 11-5　玛雅监测表的部分内容

日期和次数	免焦虑时间（分钟）	感受良好程度（0~10）	对再次受伤的恐惧强度（0~10）	思维反刍 / 担忧程度（0~10）	愤怒水平（0~10）	伤痛强度（0~10）
第一次： 第二次：						

使用这种监测表的目的，是检验干预是否取得了预期效果。换言之，“免焦虑时间”是否会和情绪改善、对再次受伤恐惧的减弱以及担忧、愤怒和疼痛水平的降低相关。如果确实取得了预期效果，玛雅应该保留该基础策略，甚至应该进一步加强该策略。如果充分尝试该策略后，发现仍未见效，应该尝试其他策略。最终，PBT 要完成从简单过程到复杂过程的过渡。

过渡到更复杂的过程

当前选择的干预，以包括担忧和思维反刍的重复性消极思维为工作目标，可能短期缓解玛雅的疼痛，所以可能是有益的。这些重复性消极思维是和疼痛体验相关的特定认知过程。

一旦玛雅感到自己能够对疼痛进行管理，而且可以更好地控制与疼痛相关的认知过程，就可以考虑采取针对更复杂过程的其他干预策略。这些干预策略可能包括针对自我和社会问题的策略，例如加入工会或参与其他能够更趋近自己价值目标的活动。治疗师还应该考虑以重建因疼痛而受损的社交网络和高质量生活为目标的策略，可能包括和邻居一起定期晨练，以及参加其他社交活动。和正念练习的做法一样，治疗师和玛雅应该仔细评估并测试每项策略的实际效果，从而确定并衡量使干预可能发挥作用的过程。

如果一项干预没有取得预期效果，而且也没有针对正确的过程，就需要灵活地探索其他治疗核心程序，找到最适合特定语境中特定来访者的方法。这些策略越多越好，而且不应该局限于在家庭作业中使用，也应该在面对面的治疗访谈中使用。我们不主张进行角色扮演，而是主张在治疗会谈中保持正念，随时捕捉那些发生的过程。

以下列举的指导问题，可以帮助你确定在特定语境中针对特定来访者的最佳治疗核心程序，并根据你和来访者收集的反馈进行必要的调整。

指导性问题 ○ 治疗过程

理解问题

主要问题 / 关键节点是什么？

节点在功能上是如何相互连接的？

哪些地方形成了自我维持和正反馈的循环？

是否考虑到了 EEMM 模型中所有的维度？

治疗计划

短期目标是什么？

长期目标是什么？

网络中哪些因素阻断或干扰了这些目标的实现？有效干预的策略有哪些？

实施策略

如何针对来访者的特定网络制定特定策略？

如何确保策略的正确实施？

该策略是否可以在治疗室里实施？

如何监测实施情况？

检验策略对网络的影响

如何更好地量化变化？

变化过程是否正在按照预期的方向进行？

节点是否显示了期望的共变程度（和方向性）？

是否应重新审视（或修改）策略（或网络）？

第十二章

从问题到繁荣：维持并扩展获益

***

长期以来，循证疗法一直关注临床工作中“设计可维持性”的重要性。典型的例子包括预测失误并做出应对失误的计划，增加对可能导致过去问题重现的情况、情绪或想法的暴露，增加激励或支持来帮助维持动机（例如，公开承诺策略，公开发布进展）。当前已经出现了解决维持方面问题的完整干预方法，例如“预防复发”。

这些经典的维持方法是第一步。在基于过程的方法的基础上，还有很多可以探讨的方法。根据 PBT 的方法，维持需要来访者和治疗师转移关注点。从 PBT 的角度来说，维持要想成功，涉及：

1. 注重过程而非直接结果。
2. 建立自我维持的循环，支持健康的变化过程。
3. 实践并重复关键的变化过程。
4. 将这些健康的过程纳入更大的行动模式。
5. 将问题区域的重新出现作为积极变化过程的线索。

在本章中，我们将逐一探讨如上五个方面。

关注过程而非直接结果

PBT 方法的近端“结果”就是过程本身。重要的是改变如何发生，而不仅仅是发生了改变的事实，因为在未来，积极过程的技能将促使人们有可能有目的地逐步发展他们自己的生活。

假设两个学生都在备考，最后取得了相同的高分。第一个学生一开始对考试的主题并不太了解，他和同伴一起努力学习，不断挑战自己做测试题、模拟题，最终有了信心，觉得自己对考试的内容已经充分理解了。第二个学生在考试的主题方面，有自己的“诀窍”：他姐姐两年前修过同一门课程，所以姐姐准确地预测出了所有考试内容。

你认为在下次考试中，两个学生中的哪一个会取得好成绩？如果你仅仅根据结果进行预测，那么这两个学生有同样的可能取得好成绩，但是只要经过认真的思考，人们可能会预测第一个学生会有可能取得成功，因为他取得好成绩的原因更稳定可靠，而且更具有可控性。改变的过程也同样是如此。

这一点有助于解释为什么人们从一开始就会经常产生一些顽固的问题。所有人都会随着时间的推移发展技能，也会在完成目标方面做得越来越好。这看起来是符合逻辑的，但实际上有可能是错误的，因为人们可能仅仅从经验中学到了错误的教训。一般来说，无益的变化过程常常会在短期甚至中期产生积极的结果。这可能会强化那些从很大程度上来说消极的过程，而且人们可能会在其他时间和地点使用这些变化过程，从而带来长期的损害。方法和结果同样重要。

例如，假设一个人感到深深的不自信，那么他可能会害怕自己是多余的、无能的、不讨人喜欢的。为了逃避这种痛苦的状态，他会用源自内心的威胁和需求来驱使自己实现目标，同时将更深层次的情感和信念隐藏起来。因为他确信如果自己的脆弱面变得显而易见，就不会有人想要和他在一起。是的，“成功”可能会随之而来——通过鞭笞的方式可能会让马到达目的地——但是这种“成功”听起来很空洞。人们不能因为欣赏自己日益增强的能力而感到愉悦，反而会陷入日益加深的不自信感和孤独感。更糟糕的是，“成功”会将过程固化在一个地方，当其他需要更为健康的技巧的时间和地点出现时（例如构建真正的人际关系），他只能依赖于那些不能产生预期结果的过程。

来访者和治疗师都很容易被结果误导。人们有一种倾向，即便从长期看是不明智的，也会抓住眼前的结果。如果故意创造心理变化可能会更糟，因为在结果的世界里，有时候事情在好转之前，需要在表面上看起来变得更糟。用一个隐喻来说明，如果一个玻璃杯的底部有一层污垢，清洗杯子的时候，会把这些污垢搅动起来，在很短时间内，杯子看起来更脏。如果一对夫妻有一些棘手的问题已经存在数年，想针对这些问题进行谈话，你可以想象，即便谈话过程本身大体是健康的，对话有时也会是激烈、充满冲突和痛苦的。任何循证的治疗师都知晓这样的例子：消退爆发（extinction burst）。在对抑郁运用认知疗法治疗的早期，来访者经常会出现短暂的复发，这标志着其参与程度的加深，以及在暴露中出现困难情绪，等等。在类似上述的情境中，如果来访者和治疗师持续将过程本身作为近端结果，而超越了短期结果本身，来访者就会更好地采取行动，来形成能够取得进展的整体模式。

假设一个患有社交焦虑症的人要发表演讲。他可以采取一些有益的步骤，比如提前多练习，维持更高水平的正念觉察和情绪开放度，来帮助自己知道哪些做法有效或无效。从长期看，这些步骤可以增加演讲成功的可能性。过程取向的治疗师可能会说："最重要的是，关注当下。"这有利于让过程本身成为关注的主要结果。如果治疗师采取不明智的做法，他可能会更多地关注演讲特点本身，这样做可能会关联到一些无益的暗示，比如演讲者可以并且应该消除焦虑。

值得注意的是，创造强大持久改变的以过程为中心的方法，可以应用到治疗师自己身上。基于过程的方法的主要优势之一是，关注点在于改变的过程，从而有助于向治疗师提供即时的反馈。治疗中更常见的关注点是，治疗关系和来访者报告变化的积极特征。但是这两者或有延迟，或不太精确，和正确选择的变化过程相比，指导性都会更弱一些。

治疗联盟通常都和结果相关，但是这种相关主要是因为良好的联盟模式能够激发积极的变化过程，比如让来访者更有自我慈悲、更少自我批判，或者对自己的生活状况采取更积极的观点。我们知道这是正确的，因为当健康的变化过程和治疗联盟在统计数据上同等重要时，治疗联盟通常就不再是改变的重要中介变量了。换言之，治疗联盟是达到目的的一种手段，而"目的"就是在治疗关系中被塑造和支持的健康变化过程的内化。

只有症状的改变作为近端结果是令人担忧的，因为症状改变可以通过压抑或是其他方式产生，而这些方式不能预测未来治疗是否能够成功。因此，采用"过程就是近端结果"的观点不仅可以帮助来访者，也可以帮助治疗师，因为根据干预科学，这种观点可以在治疗如何取得进展方面给治疗师提供最好的、最可靠的近端信息。这就是为什么我们呼吁开发可以纵向应用的短期逐次会谈过程，而且幸运的是，这些过程的研发正逐步走向成功。

作为治疗师和来访者两者的衡量标准，关注广泛的长期结果就另当别论了。广泛的长期结果如果和来访者真正的目标相一致，就是治疗有效性的最终评判因素。但是，不要盲目地将这样的结果与长期水平的迹象或症状混淆。传统的精神病分类学的关注太过狭窄，不能凌驾于来访者对其目标的选择之上，因此，除非来访者选择把减少这些症状作为其广泛和长期的目标，否则它们就不能被认为与所寻求的最终结果有重要的相关性。基于来访者选择的结果是治疗的最终评判因素，但是通常根据定义，这些并不能为临床医生提供良好的近端指导，仅在有组织的研究中可能有相关性。

建立自我维持的循环，支持健康的变化过程

进化是用正确的变化过程，有意识地培养与语境相一致的适应良好的变异和选择性保留。自我维持的循环是这种一致性的明显标志。例如，如果一个对演讲感到焦虑的人，在演讲中关注“当下”，就会注意到注意力什么时候会走神，或者注意到什么时候出现了纠结的想法。如果他掌握了过程技巧，可以重新转移注意力，或者让更具挑战性的想法顺其自然地消逝，以便让更有益的想法出现，那么他不仅更有可能取得演讲的成功，而且在下次演讲或者在其他交流情境中，也更有可能运用这样的过程技巧。接下来，一组自我强化的人际关系会得到加强。在这样的人际关系中，这个人还会寻找演讲的机会并为演讲练习和准备，关注当下，运用健康心理过程并寻找更好的工作，从而在这样的情境下获得胜任力和信心。

在治疗规划的这个方面，网络思维是很有帮助的。治疗师需要思考积极变化过程可能带来的自然维持的后果是什么。如果健康的变化过程存在于来访者的生活中，怎样将这些改变和来访者绑定？如果不存在，怎样能够创造这些过程？

例如，假设一位有创伤史的来访者正在学习采择他人视角的观点，同时

也使用这种技能来加深对自己的需求的正念觉察。如果有意建立两者之间的联系，那么练习慈悲地倾听可以支持自我慈悲。但是如果这个人在社会上是孤立的，这就没有发生的可能。另外，担当起为受虐儿童进行宣传的角色，会让来访者有可能创造一种自我维持的循环，在这种循环里，来访者会对自己显示出更多的善意和觉察，不仅支持和孩子的工作，还会成为孩子的榜样。对孩子富有慈悲心，可能会支持并维持自我慈悲的模式。在基于过程的功能分析中，识别自我维持的有益循环的方式，与识别自我维持的无益循环的方式大致相同。

实践并重复关键的变化过程

在心理变化的过程中，最重要的一个保留过程就是重复。冥想的人最常说的就是“做个练习”，这句话对那些想要实现所有良好的变化过程（从重评技巧到价值、从自我效能到自我接纳）的人来说，也完全可以作为一句真言。很久以前的元分析就已经表明，家庭作业和刻意练习有助于循证治疗取得积极的结果。由于这个原因，将关注过程的家庭作业和刻意练习纳入干预的组成部分，是 PBT 的关键特征。你将会注意到，本书自始至终都要求作为读者的你，在循序渐进的一系列行动步骤中练习新的技能，这一点也同样适用于你的来访者。

将这些健康的过程纳入更大的行动模式

行动模式的动量各不相同，想要预测未来行为，最好的方式是依据过去的行为，因为心理调适会重复发生。习得一种新的技能可能会需要特别的关注，而保留一种技能需要学会怎样在需要的时候运用这项技能，即便有时这项技能并不是重点。达到这一点的一种很好的方式，就是将做事的新方式和已有的积极习惯联系起来。例如，假设在一天开始的时候，一位基于过程的治疗师正在教一位来访者做一个一分钟的快速身体扫描，以发现是否前一天的情绪不必要地延续到了今天。如果这位来访者总是在一天开始的时候喝杯咖啡、看看报纸，那么最好尝试将身体扫描练习，和咖啡放在桌子上来访者坐在椅子上的那一刻联系起来。可以通过不断练习使之整合到来做到这一点，直到将其纳入一个更大的模式。

通常，来访者会在脑海中列出他们几乎每天都要做的事情，这些事情不是“可选的”，而是很好的“种植箱”区域，用来种植新的过程种子。

将问题区域的重新出现作为积极变化过程的线索

心理变化并非一帆风顺，而是上下起伏的。与其等待“复发”，不如认真地考虑稳定的系统会在哪些环节崩溃、如何崩溃。动态系统中变化的一个更为可靠的标志是“闪变”（flicker），是指系统中的关系转换然后回到先前状态的短暂时期。

当你想试图养成一个习惯的时候，你可能就已经注意到了这个现象。例如，你开始进行新的节食行动，发誓不吃含有糖分和碳水化合物的食物，但没想到在经过厨房的时候意外地抓起一小块甜食吃下，一个小时或者几天过后就完全放弃节食了。

动力系统分析表明，闪变可以预测更大规模系统中的正向和负向的变化。临床医生凭直觉就对这一点有觉察。如果治疗师努力想有更大的情感开放度，将会捕捉到泪水盈眶的双眼，或者微微颤抖的嘴唇，并且知道这些都是可以利用的成长的机会。从事父母培训的治疗师会教父母如何“捕捉到孩子做得好的地方”，这样孩子朝着正确方向的小进步就会被注意到，并逐步得到加强。

临床医生应该留意会谈中的积极和消极的闪变，同样，来访者也可以学会注意这些相同的标志。一旦微小的失误，或是明显不相关的有风险的行为被觉察到，就可以被整合进一个充满活力的变化过程中。回到从厨房台面上抓起甜食的例子，如果认真考虑，就会发现有类似下述的想法：“我这么长时间以来的饮食控制一直做得很好，最后也确实有收获，我值得吃个甜食。”这种认知模式（“我可以打破规则，因为我值得”）可能历史古老且根深蒂固，是一种由来已久的孩子似的放纵。

明智的治疗师可以稍做调整，帮助来访者建立一个相似但是更加有益的认知模式（例如，“当我做出艰难的改变时，我应该善待自己”，而且“我遵守自己的承诺时，应该善待自己——但是不是通过违反承诺的方式”）。这种觉察能够培养更为健康的模式，注意到想要失误的一种趋力，并且使用“奖赏”来支持理想的模式，比如在“我值得”这样的想法出现的时候，改为买一件衣服或是计划来一次温泉之旅。

应用维持的规则

值得提醒的是，上述五个特性在本书的前面章节是如何应用的。以玛雅的案例为例，玛雅是一位患有慢性疼痛的来访者，她在工作中受了伤，因此产生了思维反刍、愤怒、不公平感，行动也受到了限制。在“重塑体验”的过程中，治疗师主要通过针对注意过程的两种不同的方法，使用正念以及“不受担忧影响的时间”的策略，来抑制或者调节她的思维反刍、对再次受伤的担心以及对疼痛的关注。不过，虽然针对这些方面的注意过程非常关键，但是玛雅系统中的其他部分仍可能受到注意灵活性的影响，特别是在对活动的限制和不公平感方面。治疗师通过将重点放在价值目标上，来帮助玛雅养成和邻居一起锻炼的习惯，并且通过让她参加工会工作，来给她的经历以及这些经历中蕴含的不公平感赋予新的意义和行动目标。治疗师关注她情绪的开放度，并且更好地理解她的健康需求——这本身就是关注变化的过程而非即刻获取结果的例子。

每天和邻居在一起锻炼有可能会重复进行，和积极的社会回报体验有关。这不仅有助于让玛雅重拾生活目标，同时也帮助她将生活中更多的时间投入到健康的目标中——构建一种自我维持的反馈循环。玛雅对想法和感受的这种新的回应方式可以纳入这种练习和社交模式，从而构建更大或更综合的行动模式。治疗师预测到愤怒情绪可能会出现并扰动这种模式，但是同样会促使来访者看到愤怒中可能隐藏积极的动机，将其看作有用的线索。因此，我们所描述的所有五个特性都包含在该计划中。

人生是一个需要生活的过程，而非需要解决的问题

基于过程的治疗的一个深刻经验是，治疗不是“一步到位”的。治疗不仅是针对被标准诊断患有精神病的那五分之一的人群。相反，变化过程可以指导人们成长和复原。换言之，变化过程可以在“通往繁荣的问题”的愿景计划下，成为一个“五选五”的生活改善和赋能方法的工具包。

没有人会想要对一个有身体健康问题的人说：“哦，天啊！我认为你需要锻炼身体啊！”但是，这就是在心理健康和复原力领域司空见惯的怪现象。原因很简单：潜伏疾病模型误导了公众和治疗师。基于过程的方法带来了另一条发展道路，因为一个又一个领域的研究显示，干预科学中识别的健康的变化过程也可以被用来促进积极的生活变化。通过意识到适应良好的基于过程的变化的更为广泛的含义，我们就能更好地“扩展和构建”这些适应良好的过程。

长期以来，应用心理学就知晓，越是具有复原力、成长型、有灵活性并且有社会联结的人，陷入心理健康问题的可能性越小，迎接重大生活挑战的可能性越大。这种影响之所以存在，部分原因在于健康的变化过程能够促进积极的成长。

在 PBT 中，我们可以使用 EEMM 模型来帮助将变化过程应用到积极的生活成长中，而不仅仅是应用到解决心理健康问题上。即使咨询的最初原因纯粹是“问题导向”的，在结束与来访者的工作之前，治疗师也应该从心理上积极的变化过程和来访者的期望目标方面，认真考虑 EEMM 模型的前六行。然后，对于 EEMM 模型的社会文化层级也要做同样的研究，特别是在考量来访者的友谊、家庭和亲密关系方面。最后，也要认真考虑 EEMM 模型的生物生理层级。

在 EEMM 模型的每一行，都要寻找语境中健康的变异、选择和保留，并且利用在治疗中学会的过程技巧，从“拓展和构建”的视角来看待成长，并考虑什么因素能够更出色地帮助来访者走向他们渴望的更大成功。在一些医疗体系中，这样的工作不能长时间持续，因为医疗系统实际上并不是健康导向的，而是专注于治疗疾病，而且这类工作的薪酬是受限的。

由于上述原因，在目前的医疗系统中，这项工作通常要在预防复发、出院计划、规划维持与推广等项目下进行。在其他系统中，有关心理和行为健康预防、工作效率、领导力、团队合作、多样性训练、减肥、戒烟、伤害预防等方面的工作，可以为实现 PBT 中的“从问题到成功”的愿景提供方法与资源。

到目前为止，你已经非常熟悉 EEMM 模型中横行的心理问题，所以这里不必复述。但关于如何处理社会文化和生物生理学过程，我们阐述得较少。在表 12-1 中，我们展示了一个侧重于双人和亲密关系的，社会文化 EEMM 模型的版本。不论最初呈现的问题是什么，该版本都适合现阶段的这个基于过程的工作。我们将使用 ACT 中的心理灵活性模型，来举例说明如何使用社会扩展的心理过程来实现目标。

表 12-1　社会扩展的适应性心理灵活性过程

<table>
<tr><th></th><th></th><th>健康的变异</th><th>选择标准</th><th>保留</th><th>语境</th></tr>
<tr><td rowspan="6">团体维度</td><td>认知</td><td>互相谅解</td><td>功能上的一致性</td><td rowspan="4">运用练习拓展并构建，并整合进入更大的模式</td><td rowspan="3">运用有意识的注意来维持平衡</td></tr>
<tr><td>情感</td><td>慈悲</td><td>感受</td></tr>
<tr><td>自我</td><td>依恋和有意识的连接</td><td>归属</td></tr>
<tr><td>注意</td><td>联合注意</td><td>导向</td><td>这个过程的关键优势</td></tr>
<tr><td>动机</td><td>共同价值和认可</td><td>意义</td><td>这些过程的关键优势</td><td>运用监控来检测基于价值的承诺的维持情况</td></tr>
<tr><td>显性行为</td><td>共同承诺</td><td>能力</td><td></td><td></td></tr>
</table>

这种二元 EEMM 模型表明，增强认知、情感、自我、注意、动机和显性

行为维度的灵活性技能并进行社会扩展并不难。在心理灵活性模型中，解离、接纳、自我意识的观点采择、对当下的灵活注意、践行价值以及承诺行动的灵活性技巧，可以很容易地扩展到社会变化过程的一些领域中，包括相互理解、慈悲、依恋和有意识连接、联合注意、共同价值和认可以及共同承诺等领域。它们提供了路线图，说明如何以变化过程作为指导，将关注点从问题转移到成功。

假设来访者建立了良好的接纳和解离技能，并和基于价值的暴露治疗计划相联系，说明其已经得到了 PBT 方法的帮助。从这项工作的另一方面来说，来访者已经拥有了一组基于过程的新技能。因此来访者可以更容易地与他人分享价值，部署接纳和解离技巧来帮助在社会团体中建立更深程度的社会慈悲和相互理解。这种结合是创造更多社会支持团体的途径。

在某种程度上，我们已经在玛雅的案例中看到了这一点。在治疗结束的时候，请玛雅加入工会，这就给了玛雅一个更大的空间，来安放自己更开放的情感和基于价值的动机，这些是她的不公平感的对立面。

重点是，干预科学在很多领域对积极心理学和文化发展都有很大贡献，这些领域包括从种族主义到政治治疗（political healing），从移民到气候变化，从贫困到亲社会等。一旦变化的过程明确下来，临床干预科学就不应该被局限在咨询室等医疗场所中。这些过程属于千家万户、议会讨论、街头巷尾、电视宣传，以及我们所服务的人们的生活中。

第十三章

在实践中使用 PBT 工具

***

本书最后一章将提供一系列实用建议，旨在帮助治疗师将基于过程治疗的思维方式和分析工具融入实际干预工作中。部分具体的主题和建议也许不适用于所有读者。PBT 的适用领域极为广泛，虽然本书主要面向心理健康领域的治疗师，但是所介绍的工具可以被任何治疗师使用，包括人生教练、亲子教育专家、儿童发展专家乃至老年医学专家。需要说明的是，PBT 方法是基于网络思维的，但并非等同于复杂网络分析方法。本书之所以强调网络分析工具，是因为其能非常有效地培养基于过程的思维。但是其目标是对变化过程进行系统整合与动态应用，而非局限于某种特定方法论。

事实上，经验丰富的 PBT 治疗师通过长期实践，即使不正式绘制网络图，也能凭直觉构建动态系统。我们应该意识到的是，你已经掌握的一些实用工具（传统功能性分析、个案概念化、认知疗法中的箭头向下技术、ACT 矩阵等）本质上就具备微型网络分析功能，可以被整合到更宏大的 PBT 框架中。此类工具数量众多，这里就不逐一列举了。但如果这些传统工具有助于发展基于过程的关注点，我们鼓励你灵活运用。需要注意的是，任何一个特定的工具都不应该和 PBT 的本质相混淆，而且随着 PBT 的不断发展，我们预见辅助 PBT 干预效果的评估和分析工具将会快速涌现。

先让我们来看看怎样最大限度地确保网络分析兼具可行性和实用性。如果一些方法没有明显效果，或者过于复杂，就要及时更换。在学习中要始终关注效率和效果。

与来访者共同构建网络

提升网络分析的易操作性、相关性和效率，最高效的策略之一，是在治疗会谈过程中和来访者共同构建网络模型。尽管该方法并非适用于所有来访者，而且需要结合实践灵活运用，不过该方法有以下显著优势：

首先，PBT 网络中的节点和连接关系应该是实证的，而非仅仅是概念上的。从长期看，自动化工具结合重复纵向评估使用效果最好，但是初期可以来访者的实际经验来快速启动。你可以在治疗会谈中，在来访者的指导下快速地创建网络，并检查网络是否契合来访者的实际体验。网络图中的箭头只是条件概率——而且如果你询问的方式正确，来访者通常会根据他们的体验，知道这些条件概率是什么。我们应该避免使用一些综合征类或是其他评估标签（比如“重度抑郁”或者“PTSD”），而是使用来访者个性表述来描述症状和体验。来访者的自我报告的个体研究显示，不同的来访者之间频率预估的横向比较，要比对同一来访者内部频率预估困难得多。然而，幸运的是，设计科学的网络更关注个体内部主导因素的一致性，而非不同个体间语言预估与观察到的行为之间的一致性。在决定箭头的方向和强度（单 / 双向箭头、箭头粗细等）时，来访者通常可以较为充分地说明是什么导致了什么。

也有例外情况。有些来访者头脑中 DSM/ICD 分类的概念根深蒂固，以至于无法描述自己的真实体验。来访者可能还丧失了对自己自传体记忆的感知，陷入模糊但痛苦的心理标签或状态中（例如“我真的抑郁了”）。因此，主要依赖来访者自我评估的建议并非绝对，但是如果可行，这种方法非常有效。

第四章至第六章中的指导性问题可以帮助我们深入了解来访者的实际体验。通过询问来访者正在做什么、他们的生活是怎样展开的、事情什么时候进展顺利、什么时候不顺利等特定问题，常常会发现来访者实际上有很多信息，可以用来理解和改变变异和选择过程。但是他们没有这么做，因为不知道该审视哪些方面，以及如何表达。普通人通常不会把自己的生活视为一个网络，也不会在生存和行为方式的语境下来考虑变异和选择。我们不需要试图教授这些术语，术语主要是给治疗师的，但是我们可以询问什么导致了什么，什么时候发生，以及接下来发生了什么。

和来访者合作进行网络分析的一个主要潜在好处是，更有可能达成共识。随着网络图逐渐成形，你可以这样询问：

- 这样看上去是对的吗?
- 这符合你的体验吗?
- 有没有什么遗漏?
- 有没有我们强调过多或过少的事情?
- 你怎么认为? 两者间是双向箭头的关系，还是更像单行道?

你会得到即时的反馈，这些问题梳理澄清后，你们可能达成深度共识。

在治疗会谈中进行网络分析还能大大帮您减轻时间负担。当个案量很大，来访者比较密集的时候，时间效率至关重要。在会谈中构建网络图可以极大地节省时间。幸运的是，益处不仅如此：在提出这些问题的时候，治疗工作已经在同步推进了。网络分析可以成为提升有效性的有力途径。

工作联盟对积极治疗效果最重要的影响是，让治疗师和来访者在“问题是什么”和“如何解决”上达成共识。来访者是自己生活的专家，但不是变化过程的专家。当我们介绍引入了有关变化过程的知识，并将其适配到来访者的实际生活时，我们就帮助来访者看到他们并非残缺，而是被系统的罗网困住了。

这种合作的努力本身就具有疗愈作用。例如看到自动化模式怎样维持着无益的功能时，这种觉察本身就能消除或减弱这种无益的功能。举例来说，知道自己正在回避某事，就必然意味着回避不彻底，这样就能够为新的应对方式开辟道路。

创建 PBT 的治疗会谈记录系统

说到治疗会谈笔记，我们可以看到网络分析的另一个优点：书写和 PBT 策略相关的治疗会谈记录较为简单便捷。许多医疗系统都希望记录和结果相关联，而基于过程的方法的清晰性使得这项工作变得相对容易。

如果医疗系统要求使用传统的精神病学诊断，当然需要按规定提供。如果系统需要关注症状，就要优先使用观察性描述语言（例如，“抑郁情绪”而不是“抑郁症”）来做记录，同时要关注针对近端过程的双方达成共识的治疗目标。例如，假设来访者因焦虑回避工作，过程目标可以设定为“提升情感开放度”，具体观察指标是面对挑战性情绪时，反应灵活性和功能性增强，包括接受治疗时，检验和描述出现的困难情绪的能力增强，更愿意参与暴露练习，治疗缺勤减少。无论什么系统（例如，问题导向的 POMP 医疗记录，测评和规划前描述主观和客观数据的“SOAP”记录），基于过程的关注通常都可以嵌套入其中。

通过将过程目标与即时、中间和长期结果相联系，对治疗结果的记录本质上转化为一种组织过程，这样来访者的改变过程本身就成了近端结果。同样的原理也可以应用在会谈中，让来访者理解你在治疗效果方面的观点，将关注点转移到过程上。

这种方法的一个优势在于，生态瞬时评估（EMA）数据、阶段性过程测量、会谈终期测量、会谈期间的行为观察等各类信息得以整合。比如，来访者在会谈中谈论自己困难情绪的意愿度，可以和其在生活中主动接触可能引发相似困难情绪的情境并学习如何良好地发挥功能的行为表现，归入同一评估维度。从本质上说，笔记记录和个体化评估（正式及非正式），成了记录改变过程的途径并需始终对标既定的疗效目标。

通过临床支持的 App 可以获得重复纵向评估和 EMA 数据，网络或子网络的强度和结构可以实现自动测量，这种方法的自动化程度进一步提高。这类工具已经出现，但是还没有完全普及，治疗师可以使用本书描述的其他工具。

当然，聚焦子网络时，需要考量特定干预在整体关系集合中的定位。本书始终强调，任何改变过程都是整个系统的组成部分。因此，治疗师需要定期检查整个网络，了解各因素的发展变化。

简化网络模式

人们的生活都是纷繁复杂的。想象为你熟悉的任何一个人撰写完整充足的传记，需要花费多少时间和精力。即便洋洋洒洒数十万字，仍觉意犹未尽。

幸运的是，临床干预只是个体生活的一部分。来访者的复杂网络也不是自传，而是一种工具，帮助我们了解真正重要的因素，从而做出明智的干预决策，并记录为实现共识目标而取得的进步。

如果背离这一目标，网络可能就会不合理地扩展，变得过于复杂。建构初期，治疗师希望网络有足够广阔的视角，全面呈现来访者的整体情况，并根据练习的实际目的进行调整。如果网络最初比较复杂，但是感觉合适，就不是一件坏事。没有必要为追求“完整”的网络，而过度增加网络的复杂性。网络中被漏掉的关键要素，在干预过程中往往会显现出来。

更为常见的模式是：治疗干预集中在某些特定领域，复杂网络只定期重访，而且网络随治疗的推进不断简化。例如，当子网络成为治疗焦点时，通常可以用一两句话概括网络连接关系或子网络特征，这样的描述和记录都并不困难。只有两到三个节点构成的网络易于手绘，可以在会谈中使用，也可以用在会谈记录中。

简化网络可以有很多种方式。最佳网络是能够实现基于过程的功能分析目标的简单网络。所有治疗效用的核心目标，就是选择和应用最有可能实现目标的干预方式。其他目标包括：理解描述案例，记录进展，并且积累推动领域进步的知识信息。简言之，这些工具旨在指导临床决策，任何能够在不降低积极效应的情况下简化治疗的策略都是有益的。

一种简化网络的策略是，将功能相似的网络节点结合起来。以某来访者同时存在思维反刍、担忧和拖延为例。在最初的模型里，三者被描述为独立节点。如果实证显示这些节点有相似功能，并且参与了相似过程，那么三者可以被合并为一个节点。例如，对于某个特定来访者，这三个节点可能都是完美主义的特征，可能都是由于害怕被社会排斥而产生的。功能更加明晰后，治疗师就可以在无损治疗效果的前提下简化网络。

另外一种简化策略是，考虑到干预的特定目的，只包含实践中重要的信息。这种策略类似于行为疗法中评估漏斗模型的经典概念，即从广泛的关注范围开始，随着时间的推移，核心问题变得更加清晰，关注范围也逐渐窄化。同样，当着重强调某些特定目标时，次要目标及其相关要素可能会被放弃。如果一个问题近期不可能成为目标，而且好像也和当下的治疗目标无关，那么这个问题可能就会被放弃。当然，如果之后这些问题显示出了相关性，就可以重新纳入分析。

还有一种简化策略是，在问题得到充分解决后，就没必要继续纳入网络了。例如，在玛雅的案例中，她的思维反刍可以稳定在一定范围内，不需要持续关注，这种情况下就可以从网络中删除。你不再需要把它作为临床工具使用——这并不是说你将其遗忘了。你可以在治疗终止阶段重新审视这个问题。

简化网络的另一种来源是理论。当你把 EEMM 模型应用到网络，并将层级应用其中时，节点和边的重要性就会逐渐削弱。当你意识到这些节点和边在实证与概念上不是最重要的，就可以放弃。毫无目的的复杂性，就是一种干扰。

注意过程的层级结构

一些重要且被广泛深入研究的改变过程跨越了 EEMM 模型的多个横向维度。正念既是注意层面的，也是情感和认知层面的，还与自我层面的问题相关。思维反刍和担忧属于注意、认知层面，也涉及情感层面。心理灵活性则跨越了所有六个心理维度。此外，越来越多的生物生理学维度被发现与这些过程相关，并与这些过程的社会文化延伸相关。

这表明，随着 PBT 的不断发展，我们可能会发现更多的个体案例被归类到功能性分析类别中。我们或许很快能够将个案和“过程原型”联系起来——这个“过程原型”通过一个典型的网络概括了很多个体的网络，以及包含并整理了更多具体改变过程的层级过程。

通过注意改变过程是如何嵌套到层级分组中的，我们可以预见到这一天将会加速到来。从保留和语境敏感性自然地强调某些过程维度的方式中，我们可以看出这一天已经开始到来。

现在，我们还需要更加细致地进行分析，因为实证数据尚不足以确定这些层级结构和过程原型的具体形式。我们已经注意到，使用这些网络工具的治疗师会在头脑中即时创建和调整这些网络。然而大多数研究者还无法在实证研究中观察一个网络，并准确理解其意义。如果我们的理念是正确的，并且这个领域正朝着以个体中心的、基于过程的方向发展，那么适应这种动态思维的方式，将会给研究和实践领域带来重大变革。

与同事共享网络工具

随着基于过程的思维方式进入诊所和护理系统，现在很多团队在案例讨论会中使用基于过程的功能分析，并在案例演示中使用网络工具。这样的发展具有积极意义，我们发现通过基于过程的视角，可以快速打破行为学派、认知学派、心理动力学派、系统学派、人本主义和其他流派之间的壁垒。

如果你在一个多元理论背景的工作团队，建议你在开始的时候，引入改变过程的视角，但要避免术语上的一些争论。如果督导或是更高级别的管理者更倾向于关注 X 模型或过程，而你更倾向于关注 Y 模型或过程，可以尝试同时评估两者，并开放性地从双重视角分析案例。用小写的“c”（catholic 首字母小写，意为广泛包容）表示我们要有包容的态度，并且以此为出发点，以实证和数据为后续指导。

一旦团队熟悉了过程导向，就可以尝试解释“扩展进化综合框架”（包含变异、选择、保留和语境）中蕴含的功能性、语境性的基本内核。如果进化论的术语容易引发争议，可以使用更具常识性的表述来替代（例如，所有治疗师都用某种方式谈论健康变化、积极功能、效果维持以及情境敏感性）。随后，通过构建简易网络，引导团队用更为精确的方式思考，接下来自然而然过渡到网络分析。

当前最大的阻力并非来自理论流派的捍卫者，而是来自那些坚持将综合征和治疗方案视为循证治疗唯一路径的群体。对这部分人来说，减少其对使用这些方法的不必要阻抗的最佳方法，似乎就是强调个性化医疗的理念，即将实证方法适配个体复杂性的需要。

后记

***

我们这段共同学习之旅，现在已经到了终点。希望本书能够像一把钥匙，帮助你开启基于过程的治疗的实践之门。PBT 并非横空出世的新疗法，而是根植于行为主义和认知主义传统的土壤中，原则上可以适用于任何人群、任何理论取向。PBT 重新定义了“循证干预”的实际含义：所有关注改变人类功能的方法、规范和方式都可以被纳入其中。

本书主要关注心理治疗领域，但是这一通用框架同样适用于组织变革、教学、职业治疗、自闭症儿童应用行为分析等在内的以人为本的所有应用行为学科。

我们生活的时代，失败的诊断系统占主导地位已经有太长的时间，这种系统将人类痛苦简化为生物医学问题。这种方法不能满足治疗师的需求，也不能满足来访者的需求。现在是时候让我们直面现实、直接表达了。“综合征方案”时代已经完成了其历史使命，但是留下大量关于改变过程的研究成果。这些成果可以重组为一种全新的个体化、功能化和语境化方法，这种方法可以规避遍历错误，打破取向间不必要的壁垒，并推动研究人员和治疗师建立更平等的联盟，使来访者、临床创造力和科学基础这三者重新回归更好的平衡状态。

我们正在开启干预科学和实践的新篇章，这不仅可能改变临床工作模式，也将改变我们在文化中的角色。当我们学习如何缓解痛苦、促进人类繁荣时，我们便以更具影响力的方式与文化产生深刻共鸣。当我们学习以个体化和过程化的方式运用循证治疗核心程序时，我们就告别了“单一架构”的时代，进入了一个强调个体需求与背景的新世界。

世界需要这样的知识。就是现在。

科技发展与社会剧变不断锻炼着人类维持平衡的能力。现代世界给人类带来了不断的挑战。作为专业人员，我们需要以新的方式，支持人类迈向新世界，以更慈悲、高效的方式管理心理挑战。为此，我们需要从根本上重新思考“循证干预”的含义。没有人可以掌握所有综合征形式的方案，但是我们可以学会如何培养那些体现循证变化过程的思维、感受、生活和关系模式，并应用于众多生活情境中。从缓解心理健康问题作为出发点固然合理，但是干预科学和实践的使命不应止步于此。来访者对我们有更高的期待，社区和社会需要我们做更多的事情。现有心理治疗研究数据，奠定了更宏大目标的基础，但是要真正实现目标，就需要对这门助人改变的科学有新愿景和新实证议程。我们需要学习如何构建并维持真正发挥作用的改变过程，即那些赋能健康生活的健康过程。